德叔医古系列

德叔医古

难缠小病有妙招

张忠德 主编

全彩手绘版·全家健康宝典
德叔亲授健康视频 实用 有效 安全

SPM 南方出版传媒

广东科技出版社 | 全国优秀出版社

·广州·

图书在版编目（CIP）数据

难缠小病有妙招 / 张忠德主编．—广州：广东科技出版社，
2019.6（2019.8重印）
（德叔医古系列）
ISBN 978-7-5359-7121-0

Ⅰ．①难…　Ⅱ．①张…　Ⅲ．①中医学—保健—基本知识
Ⅳ．①R212

中国版本图书馆CIP数据核字（2019）第101859号

难缠小病有妙招
Nanchan Xiaobing You Miaozhao

出 版 人：朱文清
责任编辑：曾永琳
装帧设计：友间文化
责任校对：陈　静
责任印制：彭海波
出版发行：广东科技出版社
　　　　　（广州市环市东路水荫路11号　邮政编码：510075）
http://www.gdstp.com.cn
E-mail：gdkjyxb@gdstp.com.cn（营销）
E-mail：gdkjzbb@gdstp.com.cn（编务室）
设计排版：广州市友间文化传播有限公司
经　　销：广东新华发行集团股份有限公司
印　　刷：广州市彩源印刷有限公司
　　　　　（广州市黄埔区百合3路8号　邮政编码：510700）
规　　格：787mm×1092mm　1/16　印张13　字数380千
版　　次：2019年6月第1版
　　　　　2019年8月第2次印刷
定　　价：69.80元

佛手

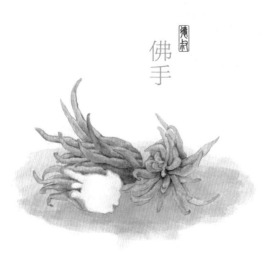

德叔醫古

己亥　徐澤文書

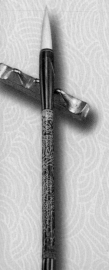

中医是人类的宝库之一，而由独特地理环境造就的岭南中医，更是其中一份重要的瑰宝。岭南中医文化源远流长，其气候、地理、人文、民俗与中原不同，岭南医家在此条件下不断求索探源。岭南中医虽略失于对中医理论的探讨，但临床实践经验颇丰，记录医者个人医案和心得的小册子很多，留下了一批又一批的真实医案记录和宝贵的医术总结。如今，作为岭南中医发源之地的广东省，更是将打造"中医药强省"作为发展目标。岭南地区名家辈出，流派发展枝繁叶茂，他们在前人的肩膀上争相脱颖而出，呈中医发展的又一井喷之势。在这时代浪潮之中，岭南甄氏杂病流派无疑是其中一个佼佼者。

20世纪初乃清末民初之际，近代的广东已成为我国商业资本发展的重要区域，中外文化沟通之枢纽。在这种特定的地理环境下，中医药学术跃然崛起，创造了具有地方时代特色的岭南医学文化。岭南甄氏杂病流派就是诞生在这样的环境之下，甄梦初先生师从岭南温病学大家陈任枚先生和李瑞琴先生，擅长治疗各种温热时病及疑难杂症，尤其对于痨症、痹病、小儿疳积、妇科疾病、外感高热等有着自己独特的见解，并创立了穿海汤、鱼白甘汤、玉泉饮等一系列方剂。他浏览涉猎中医各门派著作，熟读叶天士、吴瑭、王孟英的医籍，博采众长，集诸家之学于一身，在实践中灵活应用。他的医术源于古籍，又不拘泥于诸家绳墨，独抒己见，立论宏辟，颇有特色。他在继承和发扬前人理论的基础上，不断进行完善和创新，形成了具有特色的岭南甄氏杂病学术理论和诊疗经验，最终为岭南甄氏杂病流派奠定了扎实的基础。

张忠德教授是甄氏医学的继承、发展者，同时是国医大师、著名中医专家晁恩祥的弟子，他把诸家医学理论和经验融会贯通，形成了自身独特的风格，对甄氏杂病流派又有新的发展和创新。近些年，甄氏流派治疗疑难杂症的优势日趋明显，在门诊积累了一班忠实的粉丝。为了让更多的中医粉丝认识中医、了解中医，张忠德教授把门诊的典型案例和流派积累的经验理论结合，用通俗、风趣的语言让鲜活的案例浮现在读者眼前，《德叔医古》就此诞生。通过《德叔医古》很多从前不懂中医的人开始了解中医，从前不信中医的人开始明白中医，因为《德叔医古》的故事就发生在人们身边，此外作者还把中医的理讲得明白，讲得通透，养生、预防教的都是实实在在的一招一式，治未病的理念和治疗手段也在此间传播。

《德叔医古》从报刊走到书籍，是中医文化传播的一个福音，是中医科普推广的一个进步。希望读者大众通过这本书能解决自身或身边人的一些健康问题，使用书上的"秘籍"强身健体，做到少生病、不生病。

我国传统文化讲究"天人合一"，中医文化是中国传统文化非常重要的一部分，强调人与自然的和谐，要健康长寿就应"道法自然"，防病健身的关键就是顺应自然，作为中医人，我们要大力弘扬中医养生文化精髓，传播健康医学理念，为实现"健康中国"战略助力添彩。

国医大师

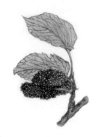

德叔医古·序二

自羊城晚报推出"德叔医古"系列专栏后，期待已久的《德叔医古》终于结集出版了。"德叔医古"广受欢迎，其通过通俗易懂的身边故事，给老百姓阐述中医学理、法、方、药背后的积数千年之功的中华文化，提倡运动养护、精神修养、饮食调养及药物扶正、起居调摄、谨避外邪，告诉人们"少生病、不生病"的养生之道。

中医药作为中华民族的传统医药，在长期发展中积累了丰富的防病治病的方法和经验，形成了中医药的特色与优势，如不少专家归纳的天人合一的整体观念、阴阳平衡的动态原则、三因制宜的辨证论治、上工治未病的养防观、形神同治的调护理念、个体化的治疗方法，多样化的干预手段（药、食、运动、导引、针灸、熏、浴、熨、推拿等）、天然化的用药取向。数千年前，中医药就强调"上工治未病"，注重"未病先防、既病防变、瘥后防复"，逐渐形成了独具特色的健康养生文化，深深融入人们的日常生活。

推进健康中国建设，充分发挥中医药独特优势，提高中医药服务能力，发展中医养生保健治未病服务，实施中医治未病健康工程，将中医药优势与健康管理结合，少不了中医药的参与，中医药文化科普更是中医药参与健康中国建设的一个重要抓手。通过客观科学的宣传引导培育老百姓健康观念和健康习惯，对于促进全民健康有着重要的意义。

张忠德教授是岭南名医甄梦初的第四代传人，广东省名中医。张教授多年来刻苦钻研，以精湛的医术帮人解除疾病的折磨。他特别擅长救治疑难杂病、急危重症，活人无数，在患者中有很高的声望。在2003年那场没有硝烟的抗击传染性非典型性肺炎的战争中，时任广东省中医院急诊科主任的张教授，与抗击非典英雄模范叶欣护士长并肩作战，被感染后在中医药的调理下得到了康复。后来为了应对甲型H1N1流感在国内的蔓延、禽流感的散发、登革热的爆发，张教授又一次次地冲到了抗击疫病的第一线。

张忠德教授为了让更多的人懂得运用中医药知识维护健康，在繁忙的医疗工作之余，仍然热心于中医药文化科普宣传，传播科学的中医药健康理念。《德叔医古》凝聚了张教授多年的临床所得，并以人们喜闻乐见、具有广泛参与性的形式，转化为大众自我管理的健康行为和生活方式。该书可以让老百姓了解如何运用中医药知识，通过干预生活方式来控制危害因素，使疾病关口前移；让老百姓了解如何运用治未病理念，通过具体的技术方法，包括中医药膳、中医运动养生、常用的经络穴位按摩保健等，使治未病在疾病预防中发挥主导作用。

该书以医古的创新形式传播中医药文化，推广养生保健知识，让治未病的理念深入人心。该书内容丰富，读之使人受益，必将在弘扬中医药文化中发挥重要作用。

广东省中医院名誉院长
广东省中医药学会会长

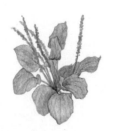

目录

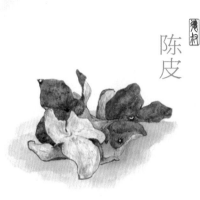

陈皮

上篇

孩子少生病，妈妈少忧心

第一章

找准病因辨对证，远离流涕咳痰喘

第一节　小儿哮喘易反复，调脾固肾除痰根　003

第二节　小儿支扩咯脓痰，化痰更要补肺脾　009

第三节　小儿鼻炎又遗尿，德叔高呼非湿热　015

第四节　宝宝喘咳不得安，调脾补肺防风寒　020

第二章

调养脾胃护好心，孩子健康又聪明

第一节　莫怕家中夜哭郎，德叔还你乖宝宝　028

第二节　又瘦又矮易得病，好心进补变糟心　033

第三节　宝贝磨牙脾气大，调脾消滞没火气　039

第四节　宝宝湿疹难安稳，脾虚湿邪聚肌肤　044

第五节　小儿腹痛久不愈，温中散寒消食积　050

第六节　长牙宝宝太烦躁，心脾兼顾睡安好　055

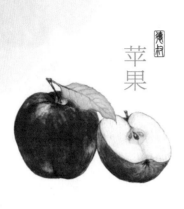

苹果

下篇

大人少生病，全家齐欢心

第一章

咳嗽喘气不够气，德叔帮你顺顺气

第一节　咳嗽咽喉又烧灼，问题并非全在肺 061

第二节　鼻涕倒流频清嗓，教你两招解烦忧 068

第三节　咳嗽咯痰老反复，气阴两虚惹事情 075

第四节　顽固肺疾纤维化，固好根本喘咳息 080

第二章

胸痛失眠心烦躁，解忧减压调护心

第一节　胸闷胸痛不消停，温通心阳巧助力 088

第二节　高压难眠记忆差，安神还你好记性 094

第三章

肠胃虚弱须重视，健脾养胃巧用心

第一节　胃胀嗳气总难平，脾胃罢工让人急 101

第二节　腹泻拉稀快虚脱，盲目止泻不可取 107

第三节　便秘暗暗折磨人，寒凉之品更戳心 113

第四章————

难言之隐挥不去，调脾温肾解烦忧

第一节 尿路感染反复来，切莫忘了脾肾阳 / 121

第二节 肾石扰乱男人心，德叔助你排石头 / 127

第五章————

腰腿膝盖关节痛，德叔妙招止痹痛

第一节 膝关节痛难忍受，祛祛表邪滋肝肾 / 134

第二节 类风湿性关节炎，祛风通络除湿痹 / 139

第三节 肾虚腰痛难消停，阳虚阴虚当分清 / 144

第六章————

月经不调又痛经，调理气血是关键

第一节 花样年华就痛经，温养胞宫调气血 / 151

第二节 头痛伴着大姨妈，气血不足肝阳旺 / 158

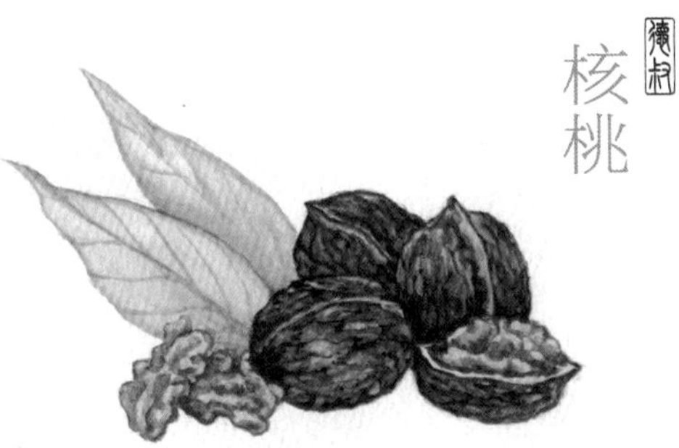

核桃

第七章 ——
产后体虚身体弱，护卫阳气温经络

第一节 生完宝宝汗难止，调养不当耗阳气 ／ 165

第二节 产后关节肿又痛，序贯温阳散寒湿 ／ 171

第八章 ——
化疗完后不适多，精准辨证苦痛减

第一节 化疗后呕吐疲倦，温化寒湿脾胃健 ／ 179

第二节 化疗后皮肤瘙痒，调好脾肺护正气 ／ 184

附录一 岭南甄氏杂病流派简介 ／ 189

附录二 同身寸穴位定位法 ／ 194

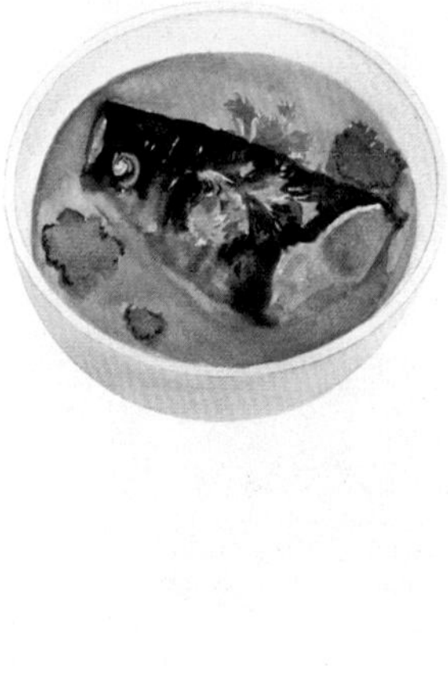

川芎煲鱼头

孩子少生病，妈妈少忧心

陈皮

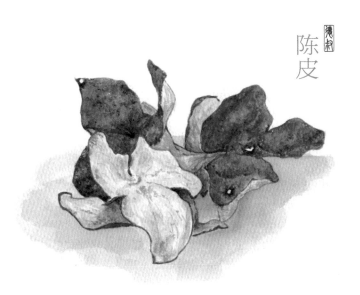

第一章

找准病因辨对证，远离流涕咳痰喘

板栗

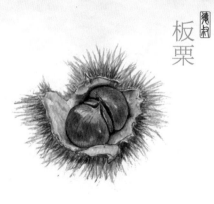

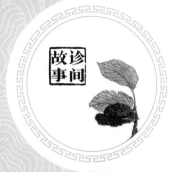

第一节

小儿哮喘易反复，调脾固肾除痰根

　　7岁的小楠已经是个哮喘老病号。从他2岁开始，每次感冒后便咳喘不停，有时憋得都快喘不上气，后经医院诊断是支气管哮喘，医生建议他不能再做任何剧烈运动了。从此，小楠只能看着其他小朋友跑步、踢球，自己却不能参与。去年开始，小楠咳喘反复发作而且控制不好，不得已服用激素治疗。近年来，小楠不仅没怎么长个，还脸青青，眼圈比较黑，眼睛浮肿。全家人都非常着急，于是来找我看。通过近3个月中医辨证治疗后，小楠哮喘发作的次数逐渐减少，西药也开始逐渐减量，家人才终于有了笑容。

　　小儿哮喘并不少见，发作时会严重影响小朋友的学习、生活，而且易反复，不少小儿哮喘患者由于治疗不及时或治疗不当最终发展为成人哮喘而迁延不愈。肾为先天之本，内藏的肾精是生命之源；脾胃为后天之本，能将饮食物转化成精微物质，供人体新陈代谢、生长发育等使用。我认为小楠问题出在脾肾，肾不足，生长发育较迟缓，脾不足，就会无法提供足够营养，同时还会产生很多痰湿，这些痰湿阻塞在气道中，便反复咳喘。治疗时，除了宣肺化痰平喘以外，更应调好脾、固好肾，正气旺盛，才足以祛痰外出，脾不生痰，哮喘才能不再发作。

扫码看视频
德叔详讲解

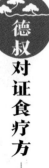

德叔对证食疗方

	风寒袭肺	痰湿困肺	脾肾两虚
喘	喉中有哮鸣音，呼吸气促	喉中时有哮鸣音，喘憋	哮喘日久，气喘无力，动一动会喘
痰	有痰色白，质清稀	痰多，色白或黄白相兼	痰多，呈泡沫状
身上的各种小信号	怕风怕冷，鼻塞，打喷嚏等	胸闷，大便烂或黏腻等	手足不暖，胃口差，或伴遗尿，大便烂等
舌质、舌苔	舌淡红，苔薄白	舌淡，苔白厚或黄厚，微腻	舌淡红、舌边有齿印，苔薄白

一 风寒袭肺

紫苏子煲猪肚

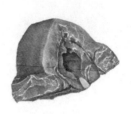

功效 宣肺散寒祛痰。

材　料

猪肚200克，猪脊骨肉150克，紫苏子10克，生姜3～4片，精盐适量。

烹制方法

❀ 紫苏子洗净，装入纱袋，猪脊骨肉洗净，切块备用。

❀ 猪肚清洗干净后，切成条，放入沸水中煮片刻。

❀ 将上述食材放入锅中，加清水2 000毫升（约8碗水量），武火煮沸后改文火煲1.5小时，放入适量精盐调味即可。此为2～3人量。

橘红白果饮

材　料

化橘红5克，白果10克。

烹制方法

❀ 将诸物洗净，放入锅中，加入适量清水。

❀ 煎煮40分钟，代茶饮。此为1人量。

Tips

化橘红，味辛、苦，性温。归肺经、脾经。具有温肺燥湿化痰，理气宽中之效。化橘红因产于广东省化州境内而得名，在明清时期已颇有名气。据悉，明朝李时珍《本草纲目》中记载："橘红佳品，其瓤内有红白之分，利气、化痰、止咳，功倍于他药……其功愈陈愈良。"

（二）　痰湿困肺

柚子皮萝卜炖牛尾骨

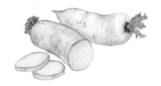

材　料

牛尾骨500克，柚子皮（鲜品）50克，白萝卜100克，苍术5克，生姜3~4片，精盐适量。

功效

化痰理气，温中健脾。

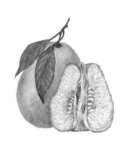

烹制方法

❀ 将各物洗净，白萝卜削皮后与柚子皮均切成小块。

❀ 牛尾骨切段，放入冷水中稍浸泡，再放入沸水中焯水。

❀ 将上述食材放入锅中，加清水2 000毫升（约8碗水量），武火煮沸后改文火煮1.5小时，放入适量精盐调味即可。此为2~3人量。

（三）脾肾两虚

板栗杏仁蜂蜜饮

功效

温肾健脾，止咳平喘。

材　料

板栗100克，山药（鲜品）50克，南杏仁20克，蜂蜜适量。

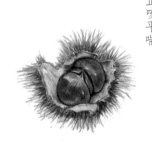

烹制方法

⊛ 将诸物洗净，南杏仁捣碎备用；山药削皮后切块备用。

⊛ 板栗放入锅中煮熟，待凉后剥壳。

⊛ 将上述食材放入锅中，加清水1 000毫升（约4碗水量），武火煮沸后改文火煲30分钟，放入适量蜂蜜调味即可。此为1~2人量。

甄氏百年防病妙招

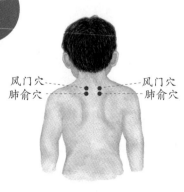

风门穴　　　　风门穴
肺俞穴　　　　肺俞穴

（一）　姜片搓热背俞穴

材　料　生姜。

功　效　疏风散寒。

操作方法

⊛ 先将生姜洗净，切成直径约3厘米，厚度约0.3厘米大小的薄片。

⊛ 切好的姜片，用缝衣针刺出几个小孔。

⊛ 把姜片放入锅中炒热，放置至微温后，搓热肺俞穴、风门穴，每个穴位操作3~5分钟。

Tips

　　姜片温度不宜过高，3岁以下宝宝，姜片温度要严格控制，以免烫伤，搓热时间1~3分钟为宜，3岁以上小朋友可以搓热3~5分钟。

（二）穴位按摩

选　　穴　膻中穴、肺俞穴、风门穴、风府穴。

功　　效　疏风散寒，降气平喘。

操作方法

❀ 用拇指或示指指腹，置于穴位处按揉，力度要适中。

❀ 每个穴位按揉150～200次，每日1次。

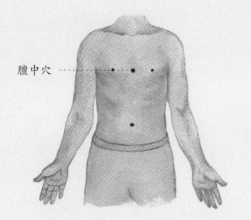

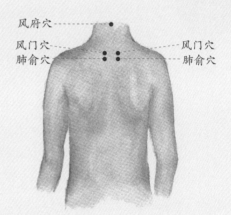

膻中穴

风府穴

风门穴　　风门穴

肺俞穴　　肺俞穴

Tips

膻中穴　位于胸部，两乳头连线中点。

肺俞穴　位于后背，低头后可以摸到1个突出来的骨头（大椎穴），往下数3个关节，左右两侧1.5寸（2横指）处。

风门穴　位于后背，低头后可以摸到1个突出来的骨头（大椎穴），往下数2个关节，左右两侧1.5寸（2横指）处。

风府穴　位于颈部后正中线，后发际线上1寸（1个大拇指中间关节宽）处。

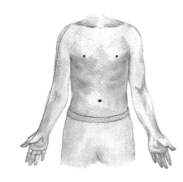

【三】 拍打疗法

部　位	手臂内侧（取单侧）。
功　效	宣肺化痰平喘。
操作方法	充分放松手腕，用手由上到下，轻轻拍打肺经，10～20次，一周拍打2～3次。

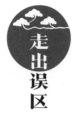

走出误区

（一）孩子久咳久喘就要老妈拼命"补补补" ✗

现在很多家长见到小孩子经常咳嗽、气喘，就认定身体虚了，开始通过各种渠道，购买各种补品，如燕窝、冬虫夏草、蜂王浆、阿胶、蛋白粉等，一天到晚补补补。但是对久咳久喘的孩子来说，这种补补补是有害无利的。我经常强调说小孩子不需要太多补品，要正常饮食。对于孩子的成长来说，只要饮食正常，营养平衡，平时孩子从谷物、肉类、蔬菜、水果中就能摄取足够的营养了，不需要特意吃补品。

（二）寒凉食物=冰箱里面的食物 ✗

其实说到这里很有意思，每次我嘱咐这些家长，饮食要注意，不要吃寒凉的，家长就说："我们饮食很注意，从来不吃冰箱里面的……"不少家长认为寒凉的食物就是冰箱里面的食物，甚至有的家长认为只要把这些食物煮热了就会变成温性，可以放心食用。其实不然，食物寒热属性不会因为烹饪方式的改变而变，但减少食物原有的寒性，还是有办法的，我们可以搭配一些其他温性、热性食物或药物来减少其寒性。

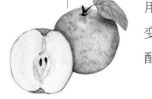

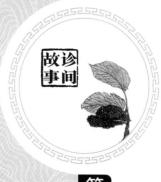

5岁的文文小时候总是会感冒、发烧，爸爸妈妈也没在意，觉得是因为着凉引起的，在家附近诊所打打针，烧退后便不再吃药。可2年前，文文开始动不动就咳嗽，咳大量黄脓痰，有时候还会咯血，这下可急坏了爸爸妈妈，家人带着文文去医院做了检查，确诊为支气管扩张症（简称为支扩）。文文个头矮小，且面色青黄，胃口不好，自从患了支扩，每次病情加重都要住院治疗。近来天气变冷，文文不小心又中招了，发烧，体温高达39℃多，还伴有咳嗽、咯黄痰，爸爸带着她到家附近的医院打了2天针，体温却仍然反复升高。爸爸多方打听后，便带着文文从东莞跑来找我看病。文文吃了2剂中药后烧便退了。后来长期在门诊调理，以健脾补肺固肾为法，为文文保驾护航，她的感冒及支扩发作频率明显减少了。

我认为文文是由于肺脾两虚，调护不当，致反复感冒，感冒后余邪未尽，邪伏于肺，久蕴化热，将肺液煎灼成痰，痰与热留于肺中，便会反复咳嗽，咳黄脓痰；痰热灼伤肺阴、肺络，便会引起咳血；若病久，正气被耗伤，则会疲倦乏力，稍感外邪支扩便发作。像文文这类小朋友还是很常见的，肺较弱，加上饮食不当，脾胃也不好，吃进去的食物不太容易消化，使其胃口不好、面黄肌瘦，加重了正气的损耗。文文此次发作便是感受了风寒之邪，诱发了旧疾。很多父母看到小孩子发烧、感冒，便想用尽一切办法，让疾病快快好起来。其实有些疾病的治疗是需要一些时间的，过多的干预，邪是祛了，但是伤到了正气。我最反对这种治疗方法，尤其是文文这类小孩子，祛邪要做到不伤正。

扫码看视频
德叔详讲解

德叔支招

很多家长一听支扩不能根治就很担心，非常紧张，我经常跟他们说，支扩虽然不能根治，但通过中医中药对证治疗，让它少发作就好，我经常唠叨一定要注意不要感冒。小孩子的支扩很多时候就是反复外感、咳嗽、肺炎等呼吸道感染引起的，患病后亦常因反复外感而使疾病复发、加重，像文文这类支扩患儿当把预防感冒放在平时调护的首位。

· 要培养小孩自身对外界环境的适应能力，小孩日常调护应当衣着适宜，不要捂得太热，出汗后要及时更换衣服。
· 要保持室内空气流通，室内外温度相差不宜太大。
· 应当让小孩适当参加户外活动，晒晒太阳，这样能增强小孩身体的抵抗力，有效预防感冒的发生。

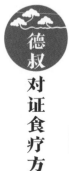

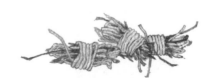

德叔对证食疗方

	气阴不足	气阴不足兼夹食滞
咳嗽、咯痰	咳嗽，痰黄，而且很黏稠，不太容易咳出来，黏在喉咙里难受，或者痰中带着血丝等	咳嗽，进食后加重，痰的颜色一般是黄色，或者是黄白相兼，痰的量不多或有咯血等
身上的各种小信号	口干、咽干、疲倦乏力等	口气重、胃口差、胃胀等
舌质、舌苔	舌红，少苔	舌红，苔薄黄或黄厚腻

（一）气阴不足

荸荠响螺瘦肉汤

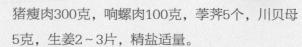

功效
养阴润肺，化痰止咳。

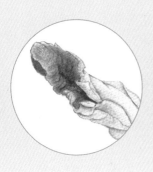

材　料

猪瘦肉300克，响螺肉100克，荸荠5个，川贝母5克，生姜2～3片，精盐适量。

烹制方法

❀ 将诸物洗净；猪瘦肉切块；荸荠削皮，切块。

❀ 锅内放入所有食材，加清水1 500毫升（约6碗水量），武火煮沸后改文火煲1.5小时，放入适量精盐调味即可。此为2～3人量。

霸王花猪肺汤

功效
益气养阴，健脾补肺。

材　料

猪肺450克，霸王花（干品）1朵，太子参15克，蜜枣2枚，精盐适量。

烹制方法

❀ 猪肺清洗干净，切块。

❀ 霸王花洗净稍浸泡，撕开，与太子参、蜜枣洗净，一并放入锅中。

❀ 加清水1 750毫升（约7碗水量），武火煮沸后改文火煲1.5小时，放入适量精盐调味即可。此为2～3人量。

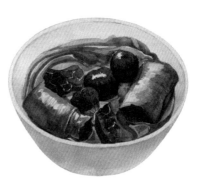

山药猪肚枸杞粥

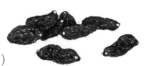

功效

补中益气，补肾益精。

材　料

大米150克，猪肚100克，山药（鲜品）80克，枸杞子10克，精盐适量。

烹制方法

◈ 将诸物洗净，大米稍浸泡。

◈ 山药去皮、洗净，切成片或段。

◈ 猪肚洗净，切成条或小块，放入锅中，加适量清水，武火煮沸后改文火炖熟。

◈ 将山药、大米、枸杞子加入锅内，同炖至粥成，放入适量精盐调味即可。此为2～3人量。

Tips

如何去除猪肚异味？

·猪肚先用流水冲，再放到大碗里，加适量清水反复清洗。

·把猪肚上的白色异物和附着物用刀刮掉，加适量面粉揉搓2～3遍，最后用清水洗净即可。

（二）气阴不足兼夹食滞

灯心花粥

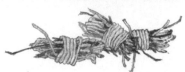

功效

消食导滞，清除余热。

材　料

大米100克，灯心草1克，麦芽10克，川贝母5克，精盐适量。

烹制方法

◈ 灯心草、麦芽、川贝母洗净，川贝母碾碎，加适量清水，煎煮30分钟取汁备用。

◈ 大米淘洗干净后稍浸泡，与煎汁一同放入锅中，武火煮沸后改文火煮至米烂粥成，放入适量精盐调味即可。此为1～2人量。

龙脷叶黄豆炖鲫鱼

功效
健脾消食，
清热化痰。

材　料

鲫鱼1条（约300克），黄豆60克，龙脷叶5克，麦芽10克，生姜2～3片，精盐、食用油适量。

烹制方法

※ 将诸物洗净，黄豆用冷水浸泡1～2小时。

※ 龙脷叶、麦芽装入纱袋中。

※ 鲫鱼去鳞、去肠杂，洗净，待油烧热后，放入锅中煎至两面微黄。

※ 诸物放入锅中，加清水1 500毫升（约6碗水量），武火煮沸后改文火煲1.5小时，放入适量精盐调味即可。此为2～3人量。

Tips

黄豆在消化吸收的过程中会产生较多的气体，造成腹胀。因此，平素容易胃胀、腹胀的人群，尤其是老年人及儿童应当少吃。

甄氏百年防病妙招

【一】穴位按摩

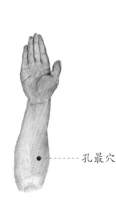

------ 孔最穴

选　穴 孔最穴。

功　效 调理肺气，清热止血。

操作方法

※ 用拇指或示指指腹，置于穴位处按揉，力度要适中。

※ 每个穴位按揉150～200次，每日1次。

Tips

孔最穴 位于前臂，腕横纹上7寸，偏向外侧处。

简便取穴法 手臂向前，仰掌向上，用另一只手握住手臂中段处，拇指指甲下压即是。

【（二）中药沐足】

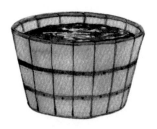

材　　料　艾叶20克，生姜20克。

功　　效　温经散寒止咳。

操作方法

- 将上述药材放入锅中，加入适量清水煎煮30～40分钟。

- 取药汁倒入泡脚盆中，待温时（水温45℃左右为宜）开始泡脚，每日10～15分钟，1周2～4次。

Tips

适用于反复易感支扩患儿（稳定期）。

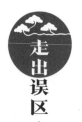
走出误区

小儿发热就是感染发炎，一烧就服抗生素！✗

不少支扩的患儿会出现发热，很多家长认定发热就是发炎了，有时候图个方便自行买个抗生素给小孩子吃，吃了1~2次，烧退了就马上停用抗生素。其实发热原因很多，不是所有发热都是炎症导致的。像文文这种体质的小孩子，更不能盲目地使用抗生素。长期不合理使用抗生素，会渐渐使细菌对抗生素产生耐药性，且长期大量使用抗生素还容易发生"二重感染"。所以要弄清楚发热原因，明确诊断后，对证治疗是关键。其实文文在我这里看病，每次发烧都是用中药辨证治疗，既能退烧，又不伤正气，我经常跟学生讲，诊治任何疾病都不能采取两败俱伤的方法。

卓卓今年13岁，小小年纪的他却是变应性鼻炎的老病号。多年来，家人带着卓卓四处求诊，却总是反复，每当天气骤冷，卓卓的鼻炎就会发作。一次，突然降温，卓卓又开始出现鼻塞、流涕的症状。因为当时快要期末考试了，不方便请假看病，妈妈就帮卓卓在药店买了鼻喷雾剂。刚开始给卓卓使用时，貌似有所缓解，但不到两天又加重了，咳嗽，吃得越来越少，睡觉也不安稳了，不仅如此，甚至还出现了遗尿的症状。家人误以为这是湿热导致的，煮了清热利湿的汤和凉茶给卓卓喝，如豆腐鱼头汤、苦瓜排骨汤等。然而，喝了1周这些清热利湿的汤水，卓卓的症状不仅没有好转，还变得更加严重，平素活泼好动的他越来越不爱活动了，还总说肚子痛。

其实，像卓卓这种情况，并不是由湿热导致的。中医认为脾、肾分别为人体的后天、先天之本，卓卓的鼻炎之所以反复发作，根本原因是脾土薄弱遇到肾气不足导致的。脾气虚衰，一方面，人体脾虚日久，损伤肺卫之气，使人体体表的防线减弱，则容易感受外邪，所以每到天气变化，卓卓的鼻炎就会复发。另一方面，卓卓正是身体发育最旺盛的时期，脾胃不能将饮食转化为气血供人体脏腑使用，就会损耗先天之本，导致肾气损耗，出现遗尿的症状。门诊中，经常会见到这类小朋友，大部分都是饮食不当导致的。治疗上，重点是要温中调脾，温肾阳，固肾精。经过我对证治疗，日常饮食和艾灸、按摩等生活调养，卓卓没有再出现尿床，鼻炎的症状也明显改善了。

扫码看视频
德叔详讲解

德叔对证食疗方

五指毛桃山药煲羊肉

功效

温补脾肾。

材料

羊肉400克，山药（鲜品）80克，五指毛桃40克，生姜3～4片，陈皮3克，精盐适量。

烹制方法

❀ 将诸物洗净；山药削皮，切块备用；羊肉切块备用。

❀ 锅中加清水1 750毫升（约7碗水量），加入羊肉、山药、五指毛桃、生姜、陈皮，武火煮沸后改文火煲1小时，放入适量精盐调味即可。此为2～3人量。

陈皮洋葱焖牛肉

功效

温补脾阳，行气消积。

材料

牛肉450克，洋葱50克，陈皮3～5克，生粉、酱油、精盐、白砂糖、食用油适量。

烹饪方法

❀ 将诸物洗净，洋葱切丝备用，牛肉切片备用。

❀ 牛肉、陈皮、洋葱放入碗中，加酱油、生粉、精盐、白砂糖抓匀，腌制10～15分钟。

❀ 炒热锅后，放适量食用油，将腌制后的牛肉放入锅中炒至肉熟，再加入150毫升清水，盖上锅盖焖煮至收干汤汁即可。此为2～3人量。

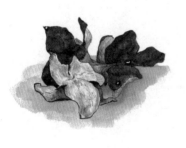

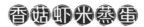

香菇虾米蒸蛋

功效 补气健脾温肾。

材　料

香菇（鲜品）1～2朵，虾米20克，鸡蛋2个，芝麻油、精盐适量。

烹制方法

❀ 将诸物洗净，香菇切片放入沸水中煮片刻，备用；鸡蛋打匀，加2～3倍的温开水。

❀ 碗中放入虾米、香菇片、蛋液，加适量芝麻油、精盐搅拌均匀后，隔水蒸8分钟即可。此为1～2人量。

甄氏百年防病妙招

【一】穴位按摩

选　穴 命门穴、肾俞穴。

功　效 健脾温肾助阳。

操作方法

❀ 用拇指或示指指腹，置于穴位处按揉，力度要适中。

❀ 每个穴位按揉150~200次，每日1次。

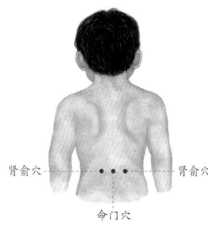

肾俞穴　　　肾俞穴

命门穴

Tips

命门穴 位于腰部，脊柱上，正好对应前面的肚脐。

肾俞穴 位于腰部，命门穴旁开1.5寸（2横指）处，左右各一。

（二） 艾灸疗法

选　　穴　神阙穴、气海穴、关元穴。

功　　效　温补肾阳，温中散寒。

操作方法

❀ 将点燃的艾条置于离皮肤2～3厘米处，
进行熏灸。

❀ 每个穴位灸10～15分钟，1周灸2～3次。

Tips

操作时及时弹灰，以免
局部皮肤烫伤。

神阙穴　即肚脐。

气海穴　位于下腹部，肚脐
下1.5寸（2横指）
处。

关元穴　位于下腹部，肚脐
下3寸（4横指）
处。

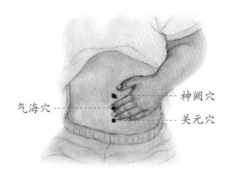

气海穴 ------ 神阙穴

关元穴

（三） 熏鼻疗法

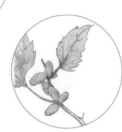

材　　料　橘红、炒苍耳子各10克。

功　　效　温肺散寒，宣通鼻窍。

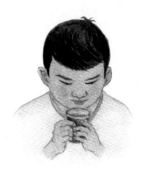

操作方法

❀ 将上述药材放入锅中，加适量清水煎煮
30～40分钟。

❀ 药汁倒入杯中，趁热将鼻腔对着杯口吸入蒸
汽3～5分钟。每周2～3次。

❀ 若出现口干、咽干、鼻干等一系列燥的表
现，以上药物减半使用。

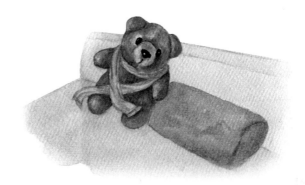

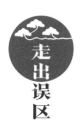

（一）遗尿就是湿热 ✗

不少家长误以为遗尿就是湿热内盛导致的，然而这种认识是错误的，不是所有遗尿都是湿热，遗尿可以分为很多种，湿热仅是导致遗尿的原因之一。一般湿热导致的遗尿通常伴有排尿时尿痛、有灼热感或小便很黄等表现。其实小孩子反复出现遗尿一般跟气不固有关，现在单纯湿热导致的小儿遗尿还是少见的。所以不能出现遗尿就用清热利湿药膳，否则不仅没有效果，而且会加重遗尿。

（二）少喝水、定时排尿就可以彻底摆脱遗尿 ✗

很多家长认为遗尿既然是夜间小便多，就少给孩子喝点水，甚至几乎不怎么给小孩喝水；还有些家长干脆定个闹铃，夜间叫孩子起床排尿。其实这些都治不好遗尿。虽然摄入量减少，能让排出量相对减少，但这种措施不利于治疗遗尿，长期下去还会严重影响小孩子睡眠，甚至会影响其生长发育。小孩子遗尿时，饮水要讲究，具体如下：

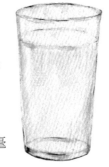

白天多喝水，一般喝水量在1 000毫升以上。

晚上限制水的摄入，一般控制在1杯（约200毫升）左右。

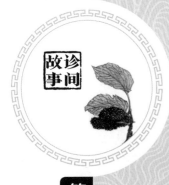

故事诊间

第四节

宝宝喘咳不得安，调脾补肺防风寒

小蔡今年4岁，1年前因发烧、咳嗽、气喘，伴有痰鸣音就诊于当地医院，住院治疗半个多月却不见好转。于是父母带着小蔡到北京、广州多家医院求医，确诊为闭塞性细支气管炎（简称为BO）。小蔡每天要服用各种西药、中药，药物雾化也从不曾间断，烧虽然退了，但其他症状丝毫没有改善。而且小蔡的精神状态越来越差，不爱和小朋友们玩耍，很容易感冒，出汗多，人也变瘦了，还不爱吃饭，怕冷，脸色也不好。父母在一次朋友聚会上，偶然了解到我，于是带小蔡来找我看病。

现在BO的患儿逐渐增多，属于儿童难治性肺部疾病之一。中医认为小儿肺脏娇嫩，外邪容易乘虚进入肺中，虚弱的肺脏没法把势力强大的邪气驱逐出去，邪气就停留于肺中，长期耗损肺气、肺阴，把正常濡养肺脏的津液变成了痰，痰液进一步闭阻肺气、肺络，从而出现咳嗽、咳痰、气喘等症状。小蔡这个年纪，脏腑虽已形成，但还比较稚嫩，有这个长期潜伏的基础疾病，就更加容易感受外邪，因此疾病也容易反复发作。另外，小蔡长期服用激素、抗生素等，会加重肺、脾、肾的耗损，肺虚则容易感冒、出汗多，脾虚则精神差、胃口不好、消瘦，肾不足则怕冷、面色晦暗、眼眶黑等。治疗上，要是盯着"咳喘"不放，当时貌似有效，但还会反复发作。急性期，我重在治标，缓解期重在调脾补肺，固好肾。经过4个月的纯中医治疗，小蔡已经和别的小朋友没啥差别了，不再轻易感冒、咳嗽。现在仍坚持门诊复诊。

扫码看视频
德叔详讲解

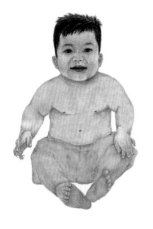

德叔对证食疗方

德叔支招

BO的患儿，在缓解期的时候也应该注意防风防寒。因为病程较长，所以肺脾两脏虚弱，容易反复感冒。感冒就是一个导火线，导致疾病急性发作，要消灭这个导火线，关键在于养足正气。

很多人误解为防风防寒等同于保暖，盲目添加衣物。我经常看到，很多老人家或者年轻的妈妈，在天气变冷的时候，给孩子里面穿很宽松的衣物，外面穿毛衣，这样表面上很暖和，其实关键部位保护不到，往往风寒会从颈肩部进入。小朋友最好穿圆领或领口较小的稍微贴身的纯棉衣物。而且根据不同节气，疾病不同阶段，防风为主，还是防寒为主，都是不同的。所以我经常在门诊中反复交代如何穿，这个问题是家长最容易忽视的。

	肺虚遇到风寒	肺虚遇到风热	痰湿盛
咳、痰、喘	咳嗽，咯痰色白，质稀或呈泡沫状，气喘可闻及痰鸣音	咳嗽，咯痰，色黄，质稠，气粗息涌	咳声重浊，痰多，质黏，可闻及痰鸣音
鼻咽部症状	鼻塞，流清涕，咽痒	鼻塞，流黄涕，咽痛	鼻涕多，咽喉不舒，时不时清嗓
身上的各种小信号	怕风怕冷，平时容易感冒	怕风，平素容易感冒，呼气时有灼热感	经常打呼噜，胃口差，大便烂
舌质、舌苔	舌淡红，苔薄白	舌红，苔黄	舌淡，苔白厚或黄厚

一 肺虚遇到风寒

益气固表饮

功效
益气固表，疏风散寒。

材料

黄芪5~10克，防风5克，生姜2~3片。

烹制方法

❀ 将药物洗净，放入锅中。

❀ 加清水750毫升（约3碗水量），煎煮30分钟，代茶饮。此为1人量。

太子参黄芪煲鸡

功效
补气散寒，健脾补肺。

材料

走地鸡半只（约350克），太子参10克，黄芪5克，

黄精5克，生姜2~3片，精盐适量。

烹制方法

❀ 将诸物洗净，太子参、黄芪、黄精稍浸泡。

❀ 走地鸡切块，放入沸水中焯水。

❀ 上述食材一同放入锅中，加入清水1 500毫升（约6碗水量），武火煲沸后改文火煲1.5小时，放入适量精盐调味即可。此为2~3人量。

二 肺虚遇到风热

桑叶桔梗饮

功效
疏风解表清热。

材料

桑叶5~10克，桔梗5~10克。

烹制方法

❀ 将桑叶、桔梗洗净，放入锅中。

❀ 加清水750毫升（约3碗水量），煎煮30分钟，代茶饮。此为1人量。

Tips

不宜长期食用，症状缓解后，应立即停止饮用，防止苦寒之品伤脾胃。

（三）痰湿盛

陈贝泥鳅土豆汤

功效　健脾益气化痰。

材　料

泥鳅200克，土豆100克，陈皮3克，川贝母5克，精盐适量。

烹制方法

❀ 将各物洗净，土豆切片备用，泥鳅宰杀后，放入沸水中焯水。

❀ 川贝母打碎，与陈皮一起放入锅中，加清水1 000毫升（约4碗水量），煎煮40分钟，取汁备用。

❀ 药汁与泥鳅、土豆一起放入锅中煎煮20分钟，放入适量精盐调味即可。此为2～3人量。

Tips

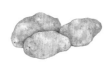

如何挑选陈皮？

·闻其气味

3～8年：刺鼻香气。

9～20年：清香扑鼻。

20年以上：陈香醇厚。

·摸其质地和表皮

质地：陈久者轻、硬。

表皮：刮表皮，年份越久，油光略少。

·品尝其味道

年份越久，味甘、香、醇、陈。

山药党参燕麦粥

功效　益肺健脾。

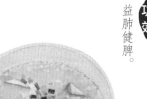

材　料

燕麦100克，山药（鲜品）80克，党参10克，葱花、精盐适量。

烹制方法

❀ 将各物洗净，山药去皮切成小块。

❀ 将党参放入锅中，加清水750毫升（约3碗水量），武火煮沸后改文火熬1小时。

❀ 放入山药、燕麦，用文火熬20分钟（期间适当搅动，防止煮焦）。煮至粥浓稠，放入葱花、精盐调味即可。此为2～3人量。

甄氏百年防病妙招

【一】 穴位按摩

选　穴　膻中穴、定喘穴。

功　效　降气化痰平喘。

操作方法

❀ 用拇指或示指指腹、大鱼际，置于穴位处按揉，力度要适中。

❀ 每个穴位按揉150～200次，每日1次。

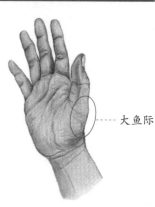

大鱼际

Tips

膻中穴　位于胸部，两乳头连线中点。

定喘穴　位于后背，低头可见颈部有一突出的高骨（大椎穴），高骨下凹陷处旁开半横指即为此穴。

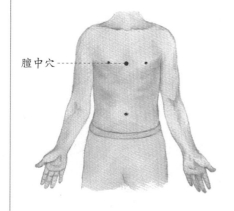

膻中穴

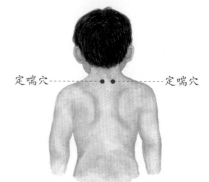

定喘穴　　　　　定喘穴

（二）拍打疗法

部　位　上背部（膈俞穴至肺俞穴）。

功　效　宣肺化痰平喘。

操作方法　充分放松手腕，用手由下到上，轻轻拍打
10～20次，1周拍打2～3次。

Tips

肺俞穴　位于后背，低头后可以摸到1个突出来的骨头（大
椎穴），往下数3个关节，左右两侧1.5寸（2横
指）处。

膈俞穴　位于后背，肺俞穴往下数4个关节，左右两侧1.5
寸（2横指）处。

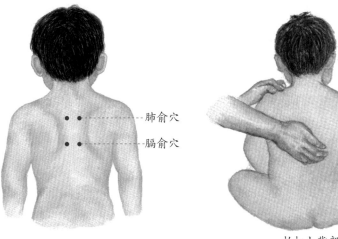

肺俞穴

膈俞穴

拍打上背部

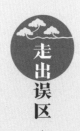

走出误区

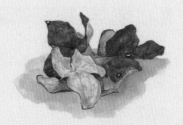

见痰就要消痰化痰 ✗

当患儿出现痰鸣音时，不少家长会十分担心，常常用很多化痰药物。其实化痰要先分辨寒热虚实。

痰黏稠、难咳，或者咳出来是黄色的，说明这个痰就是"热性子"，或者肺阴受到了打击，可以煲沙梨贝母粥或银耳瓜蒌羹，清肺润肺化痰。

痰很多，咳出来是白色的，说明这个痰就是"寒性"，或由脾虚而产生的，可以用生姜苏叶饮疏风散寒，或陈皮贝母饮健脾祛湿化痰。

千万不要一有痰就服化痰药。用错了，痰不仅变多，还更难咯出来。

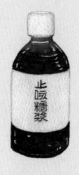

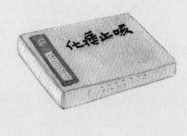

第一章

调养脾胃护好心，孩子健康又聪明

橙子

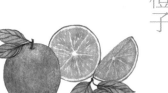

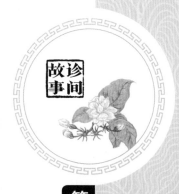

第一节

莫怕家中夜哭郎，德叔还你乖宝宝

小罗今年2岁半，平时活泼又听话，作息很规律，每晚9点到9点半之间就上床睡觉，是家里的乖宝贝。可小罗自从回老家送殡后，彻彻底底变成了夜哭郎。白天睡觉还行，但一到晚上，就哭哭啼啼，怎么哄都不肯睡，往往闹到三更半夜。有时候一哭就能哭1个多小时，全家人都熬成了熊猫眼。小罗的妈妈开始以为是天气太冷了，于是加多了被子，结果小家伙整晚满身大汗、躁动不安。最近小罗变得非常调皮、烦躁，翻书柜，撕书本，还摔东西，经常把家里的东西弄得乱七八糟，根本坐不住。妈妈急坏了，于是就带小罗来找我求治。服用第2剂中药后，小罗当晚就没有哭闹，一觉睡到第二天早上8点多，继续治疗1周后，又变回了之前的乖宝宝。

小儿夜啼是非常常见的疾病，但很多父母不把夜啼当回事，其实我觉得小儿夜啼父母应该重视，因为夜啼不但影响宝宝睡眠，还会影响到生长发育。像小罗这类小朋友一般身体脏腑功能处于十分稚嫩的状态，很容易受到外界的惊扰，一旦受到惊吓，就有可能出现夜啼、睡不安稳等。我认为小罗一到夜间就哭闹不停，应该是送殡时受到了惊吓，伤到了心神，气机逆乱，肝气拥堵在经络上，堆积日久，发酵成肝火；肝火也容易引燃心火，导致一系列异常的举动。治疗上以平肝镇静、安神定气为主，让肝气在经络中行走顺畅，肝火自散，心神自安。

扫码看视频
德叔详讲解

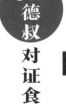

德叔对证食疗方

	心肝火旺	心脾两虚
夜啼特点	受到惊吓，夜间哭声相对较大	夜啼日久，或饮食寒凉，夜间哭声相对较低
身上的各种小信号	惊惕不安，脾气大，躁动，手脚心热，大便干结	疲倦乏力，气短，自汗，面色白，胃口差，大便偏烂
舌质、舌苔	舌红，苔少、中有裂纹	舌淡、舌边有齿印，苔白

一　心肝火旺

珍珠母灯心草糊

功效　镇静安神，清心火。

材料

米粉50克，珍珠母5～10克，灯心草1克，冰糖适量。

烹制方法

❀ 将珍珠母、灯心草放入锅中，加适量清水，煎煮1小时，取汁备用。

❀ 在锅中加入药汁、米粉、冰糖，煎煮片刻即可。此为1人量。

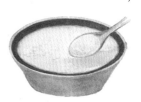

Tips

灯心草偏凉，脾胃虚寒者不宜长期吃，建议宝宝1周食用1～2次即可。

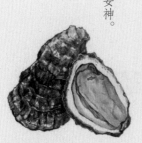

牡蛎肉蒸鸡蛋

材　料

牡蛎肉（鲜品）30克，鸡蛋2个，生姜2片，芝麻油、精盐适量。

烹制方法

❀ 牡蛎肉洗净、生姜切片，一起放入锅中，加适量清水煎煮20分钟；捞出牡蛎肉剁碎备用。

❀ 鸡蛋打匀，加入2～3倍温开水，将蛋液与牡蛎末放入锅中，加入适量芝麻油、精盐，隔水蒸8分钟。此为1～2人量。

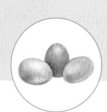

（二）心脾两虚

灵芝莲子红枣粥

材　料

糯米150克，灵芝5～10克，去心莲子（干品）10克，桂圆10克，红枣（去核）1～2枚，冰糖适量。

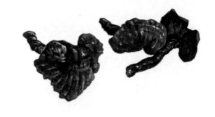

养心安神，健脾益气。

功效

烹制方法

❀ 将诸物洗净，糯米淘洗干净后稍浸泡。

❀ 上述食材一同放入锅中，加适量清水，武火煮沸改文火煮30分钟，放入适量冰糖调味即可。此为2～3人量。

党参炖猪心

材　料

猪心1/3个，党参5～10克，生姜2～3片，精盐适量。

烹制方法

❀ 将诸物洗净，猪心切片备用。

❀ 将猪心与党参、生姜一起放入炖盅内，加清水750毫升（约3碗水量），隔水炖2小时，加入适量精盐调味即可。此为1～2人量。

功效 健脾养心安神。

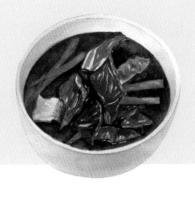

甄氏百年防病妙招

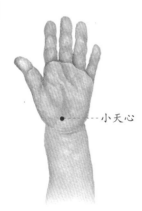

・・・小天心

【一】 小儿推拿

选　穴 小天心。

功　效 镇静安神。

操作方法

❀ 捣小天心：中指指尖或屈曲的指间关节捣10～30次。

❀ 掐小天心：以拇指指甲轻掐小天心，由轻至重，掐5～10分钟，每日1次。

Tips

小天心 手腕往指尖方向1横指处（大小鱼际交接处凹陷中。）

【二】 中药香囊

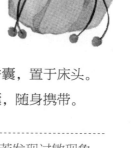

材　　料　藿香15克，薰衣草15克。

功　　效　养心安神定惊。

操作方法

❀ 将上述药物碾碎后放入防潮袋中，再装入香囊，置于床头。

❀ 每个月更换内置中药，也可以制作迷你香囊，随身携带。

Tips

　　部分小儿比较敏感，有可能会对香味过敏，若发现过敏现象，应立即停止使用。

【三】 穴位贴敷

材　　料　钩藤15克、蜂蜜适量。

选　　穴　神阙穴。

功　　效　平肝镇静安神。

操作方法

❀ 将钩藤打粉，放入适量蜂蜜，调成糊状。

❀ 取少量药糊加热后放在纱布上，敷于神阙穴，待冷却后更换，每次敷10～15分钟，1周3～5次。

Tips

神阙穴　即肚脐。

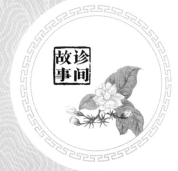

吉吉今年5岁，上幼儿园中班，在班里是最瘦、最矮的那个。吉吉妈妈39岁时好不容易才怀上吉吉，全家人焦急地带着小吉吉四处求医，吃遍了各种偏方。小家伙3岁之前很少生病，但自从上了幼儿园后，经常感冒、发烧、咳嗽。吉吉4岁的时候咳嗽、高烧不退，当地儿童医院诊断为肺炎。经住院治疗后烧是退了，但仍反复咳嗽，隔三差五就往医院跑。近1年来，吉吉不但不长个儿，还瘦了很多，也不爱吃饭。家人认为吉吉是因为身体太虚，买了一堆补品，如燕窝、冬虫夏草，还每天给她吃蛋白粉。但吉吉依然很瘦，脸黄黄，脾气很暴躁，经常摔东西，还挑食，家里人越看越不对劲，于是就通过邻居介绍来找我看病。治疗上，我以调脾柔肝为主，经过2个月的门诊中医治疗，吉吉胃口打开了，脸色也红润了，长高了2厘米，长胖了3斤。

像吉吉这类身高、体重不达标，除了遗传因素以外，还跟小孩子后天的饮食生活习惯密切相关，不能够光靠补补补来解决这个问题。我认为吉吉最大的问题就是脾土薄弱，饮食不节，食用过多滋补之品导致的。很多妈妈总是一脸迷茫地问我这些小朋友吃什么好，我就笑着说："正常饮食就可以。"脾胃薄弱者进补过多滋补之品时，不但不能吸收，反而会加重肠胃负担。就像土地贫瘠还硬撒下一堆肥料，这块土地自然就会发臭发霉了。当脾弱到一定程度时，肝木就旺起来，因此会出现爱生气、烦躁等症状。

扫码看视频
德叔详讲解

德叔 对证食疗方

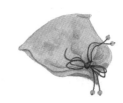

	肝火灼伤脾胃	脾胃虚弱，食物积滞
脾胃发出的信号	肚子饿但不想吃，经常觉得肚子胀，肚子痛，容易嗳气	平时吃得很少，吃一点就肚子胀，饭后容易打嗝（有酸臭味）
身上的各种小信号	胁肋部胀痛，症状随着情绪波动而增减，平时脾气大，经常烦躁不安，睡不好等	打不起精神，不爱说话，不爱运动，怕风怕冷，大便酸臭或烂等
舌质、舌苔	舌红，苔少	舌淡、边有齿印，苔白

一 肝火灼伤脾胃

麦芽洛神花饮

功效

疏肝生津，健脾消食。

材 料

麦芽15克，洛神花10克，冰糖适量。

烹制方法

❀ 将各物洗净，放入锅中。

❀ 加清水750毫升（约3碗水量），煎煮30分钟，放入冰糖，再煮10分钟，代茶饮。此为1～2人量。

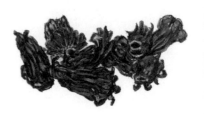

浮小麦番薯糕

材料

番薯100克，浮小麦30克，白糖、芝麻油适量。

烹制方法

❀ 将番薯洗净，蒸熟去皮，趁热碾成泥，加入适量白糖和少许芝麻油。

❀ 将浮小麦放入锅中，加适量清水，煎煮40分钟，取汁备用。

❀ 浮小麦汁加入番薯泥中搅拌，混合均匀后捏成饼状。

❀ 将捏好的糕点放进蒸笼，蒸锅加入适量清水，蒸熟后即可食用。此为2～3人量。

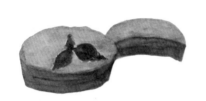
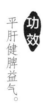
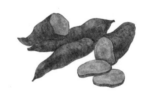

功效　平肝健脾益气。

（二）脾胃虚弱，食物积滞

独脚金莲藕煲瘦肉

功效　健脾消食，除疳积。

材料

猪瘦肉300克，莲藕100克，独脚金5克，生姜2～3片，精盐适量。

烹制方法

❀ 将各物洗净，猪瘦肉切块备用，莲藕削皮切块。

❀ 将上述食材放入锅中，加清水1 750毫升（约7碗水量），武火煮沸后改文火煮1.5小时，放入适量精盐调味即可。此为2～3人量。

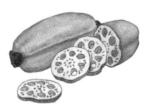

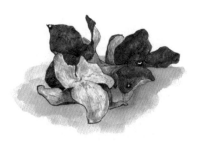

功效

健脾行气消积。

双芽粥

材料

大米150克，谷芽10克，麦芽10克，陈皮3克，精盐适量。

烹制方法

❀ 将各物洗净，谷芽、麦芽、陈皮放入锅中，加适量清水煎煮30分钟，取汁备用。

❀ 大米淘洗干净后，放入锅中，加入适量清水。

❀ 再放入药汁，武火煮沸后改文火煮成稀粥，放入适量精盐即可。此为1~2人量。

Tips

来认识一下麦芽的大家族！麦芽味甘，平；归脾、胃经；具有行气消食，健脾开胃之效。

·生麦芽：性微凉，其功效以健脾和胃、通乳为主，主要用于脾虚、乳汁郁积。

·炒麦芽：取净麦芽，按照清炒法（不加辅料的炒法称为清炒法）炒至棕黄色，放凉，筛去灰屑。其性微温，其功效以行气、消食、回乳为主，主要用于食积、断乳。

·焦麦芽：取净麦芽，按照清炒法（不加辅料的炒法称为清炒法）炒至焦褐色，放凉，筛去灰屑。其味苦，性温，其功效以消食化滞为主，主要用于食积不消、腹胀痛。

甄氏百年防病妙招

【 一 】 中药香囊

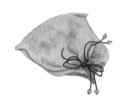

材　　料　佛手（干品）20克，陈皮
　　　　　20克。

功　　效　疏肝健脾和胃。

制作方法

❀ 将上述中药碾碎后放入防潮袋，再
装入香囊，置于床头。

❀ 每个月更换内置中药，也可以制作
迷你香囊，随身携带。

【 二 】 穴位按摩

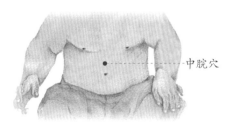

　　　　　　　　　　　——中脘穴

部　　位　中脘穴、腹部。

功　　效　健脾和胃降逆。

操作方法

❀ 用拇指或示指指腹，置于穴位处按
揉，力度要适中，按揉150～200
次，每日1次。

❀ 搓热双手，用手掌的掌面或示指的
指面在孩子的腹部做顺时针推动，
以100～120次/分的频次，按摩3~5
分钟，1周3~4次。

Tips

中脘穴　位于上腹部，胸骨
下端和肚脐连线的
中点。

（三）耳穴压豆

耳穴选穴　脾、胃、肝、小肠。

功　　效　疏肝和胃，行气消积。

操作方法

- 取王不留行耳穴贴。

- 左手手指托持耳郭，右手将备好的王不留行耳穴贴对准穴位，紧贴其上，每穴轻轻按揉1～2分钟，每日3～5次，隔3日更换1次，双耳交替。

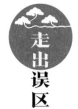

走出误区

（一）脾虚就要健脾 ✗

我经常跟患儿家属说孩子脾虚，那些家长也非常认同，但却不清楚如何调脾。很多家长认为孩子脾虚了，就要给孩子吃一大堆健脾药。如经常给小孩子煲薏苡仁、茯苓、芡实等所谓健脾的"明星食材"。其实脾虚要看清楚虚到了什么程度，这类健脾利湿之品更适合脾虚比较重，水湿很盛的孩子，其湿的程度好比被水浸泡过的衣服一样。有些脾虚的程度仅仅就像衣服上沾了一点点水，这种湿一般只需要用一点陈皮、砂仁等稍稍温下脾阳，其湿就可以蒸发掉了。

（二）不爱吃饭＝脾胃虚 ✗

不爱吃饭是脾胃虚的表现之一，但并不是所有不爱吃饭都是脾胃虚。不少家长经常主次不分，给小孩子吃很多零食，把零食当正餐食用。吃完零食不久发现又到了饭点，就会出现"没胃口"，其实对这类生长发育迟缓的小孩子而言，并非其脾胃功能出现了问题，而是饮食习惯不好。只要这类孩子远离各种零食，自然就爱吃饭了，正餐规律了，身体也会越来越棒。

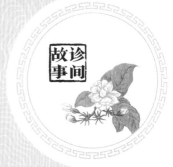

第三节

宝贝磨牙脾气大，调脾消滞没火气

　　小伟是个5岁的小男孩，性格有点急躁，一有不顺心的事情就发脾气。家里就这么一个宝贝，平时爷爷奶奶凡事都要顺着宝贝孙子，绝对是家中的小皇帝。近1年来小伟晚上睡觉经常磨牙，翻来覆去总是睡不好，出汗还特别多，脾气也越发急躁，不好好吃饭，嘴唇也发红，家里人都很着急，在当地儿童医院检查也没发现任何问题。有一次，小伟妈妈在群里看到有人聊起我治疗小儿杂病，于是带小伟来找我求治。我以健脾消食，清胃火，平肝疏肝柔肝为方法，给小伟开了2周中药，小伟磨牙、睡觉不安稳和汗出多等症状明显缓解，脾气也越来越好了。

　　我认为是脾虚肝旺导致的疳积引起了小伟磨牙、脾气大等症状。那么为什么小伟这类患儿会脾虚肝旺呢？中医认为"脾常不足""肝常有余"是小儿的主要生理特点。除了小朋友的这些独特生理特点以外，家里不良的饮食习惯也是引起脾虚的重要因素。脾虚消化不了食物，使气血化生不足，肝得不到气血的濡养，肝火就会失去约束，同时积滞的饮食化火，使肝火燃得更旺，所以表现出脾气暴躁、睡觉不安稳等症状。

扫码看视频
德叔详讲解

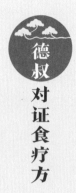

德叔 对证食疗方

功效

疏肝健脾，
行气消食。

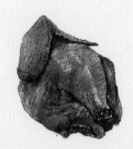

独脚金煲乌骨鸡

材　　料

乌骨鸡半只（约450克），佛手（干品）5~10克，
独脚金5克，麦芽10克，精盐适量。

烹制方法

❀ 将乌骨鸡洗净，切块，放入沸水中焯水。

❀ 佛手、独脚金、麦芽洗净，放入锅中，加清水750
毫升（约3碗水量），煎煮30分钟，取汁备用。

❀ 将药汁与鸡肉放入锅中，加清水1 750毫升（约7
碗水量），武火煮沸后改文火煲1.5小时，加入适
量精盐调味即可。此为2~3人量。

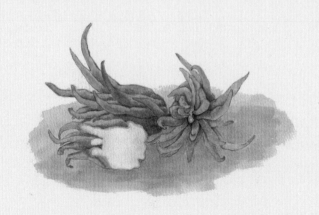

太子参白术煲排骨

材　料

猪排骨450克，山药（鲜品）100克，白芍5克，白术10克，太子参10克，精盐适量。

烹制方法

❀ 将各物洗净，山药削皮切块，猪排骨切块，放入沸水中焯水。

❀ 上述食材放入锅中，加清水2 000毫升（约8碗水量），武火煮沸后改文火煲1.5小时，放入适量精盐调味即可。此为2~3人量。

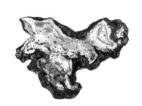 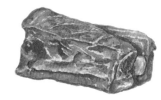

功效 健脾益气，养阴柔肝。

Tips

　　白术，味苦、甘，性温，归脾、胃经，有健脾益气、燥湿利水、止汗、安胎等功效。其始载于《神农本草经》："气味甘温、无毒，治风寒湿痹、死肌、痉疸，止汗、除热、消食。"

　　按清·纪昀《阅微草堂笔记》一书的记载，作者在景州的朋友方夔典。少年时心气不宁，稍加劳作就头晕如簸籁动，服用枣仁、远志之类，时作时止，并没有什么实际效果。因拜乞方，乩于是判断说："此证现于心，而其原出于脾，脾虚则子食母气故也。可炒白术常服之。"试之果然得到很好的效果。据《抱朴子》的记载："南阳文氏，汉末逃难壶山中，饥困欲死。有人教食白术，遂不饥。数十年乃还乡里，颜色更少，气力转胜。"

苹果炖瘦肉

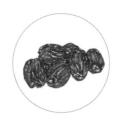

材料

猪瘦肉300克，苹果1/2个，蜜枣1～2枚，精盐适量。

烹制方法

❀ 将各物洗净，苹果削皮、去核、切块，猪瘦肉切块。

❀ 与蜜枣一起放入锅中，加清水1 000毫升（约4碗水量），隔水炖2小时，放入适量精盐调味即可。此为2～3人量。

功效

补中益气，健脾开胃。

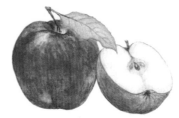

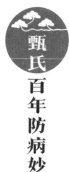

甄氏百年防病妙招

【一】 耳穴压豆

耳穴选穴 口、牙、脾。

功 效 健脾消积补气。

操作方法

❀ 取王不留行耳穴贴。

❀ 左手手指托持耳郭，右手将备好的王不留行耳穴贴对准穴位紧贴其上，每穴轻轻按揉1～2分钟，每日3～5次，隔3日更换1次，双耳交替。

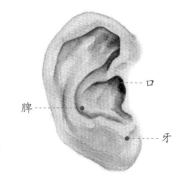

口

脾

牙

（二）穴位按摩

选　　穴　天枢穴、足三里穴、四横纹。

功　　效　健脾消食滞。

操作方法

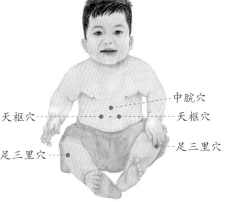

中脘穴

天枢穴

天枢穴

足三里穴

足三里穴

✵ 揉天枢穴、足三里穴：用拇指或示指
　指腹置于穴位处按揉，力度要适中，
　按揉200～300次，隔日1次。

✵ 掐揉四横纹：使宝宝掌心向上，用拇
　指指甲和指腹依次掐揉示指至小指第1指间关节横
　纹3~5次，力度要适中，隔日1次。

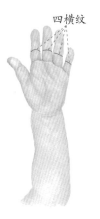

四横纹

Tips

天 枢 穴	位于腹部，肚脐旁开1.5寸（2横指）处。
足三里穴	位于小腿前外侧，膝盖骨下方内外侧均有一凹陷，在外侧凹陷向下3寸（4横指），距离胫骨（小腿骨）往外1横指（中指）处。
四 横 纹	手掌面，示指、中指、无名指、小指的第1指间关节横纹处。

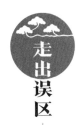

走出误区

磨牙=有寄虫，打虫就好了 ✗

　　很多家长认为，磨牙就是因为有寄生虫，但是磨牙不一定就是有寄生虫。消化功能紊乱或口腔疾病，如一些颌骨畸形、牙齿缺损等都可能引起磨牙。因此，不能乱给孩子吃打虫的药物，有可能会适得其反。一般认为小儿磨牙可以阶段性出现，也可以每夜发生，长期或严重的磨牙是一种病态。孩子磨牙会影响生长发育，出现挑食，造成营养不均衡，身材矮小，消瘦，还会影响睡眠质量。而且孩子的牙齿正在发育期间，磨牙还会破坏孩子牙齿的美观。中医认为当小朋友脾虚肝旺或脾虚食滞的时候也会出现磨牙，所以家长一定要特别重视，尽早治疗。

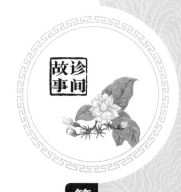

第四节

宝宝湿疹难安稳，脾虚湿邪聚肌肤

扫码看视频
德叔详讲解

诗诗是6个多月的宝宝，在她刚满5个月的时候脸上就开始长湿疹了，小脸蛋布满了密密麻麻的红色小疹子，皮疹痒的时候诗诗就会又哭又闹，总想要伸手去挠。妈妈带着诗诗去某儿童医院看，医生给开了些止痒的药膏外搽。皮肤瘙痒可以缓解，但是红红的皮疹却没有一点改善。自从立秋以来，诗诗的湿疹更加严重了，有的疹子甚至长成了透明的小水泡，还出现了胃口差、嘴唇红、口臭、大便腐臭的情况。看着诗诗整日哭闹，也不肯好好吃奶，家人又着急又焦虑，不知如何是好，于是就来找我看。通过1周的中医辨证治疗后，诗诗不仅脸上的疹子退了不少，喝奶量也渐长，口臭也没有了，家人都十分欣喜。

湿疹在婴幼儿中非常多见，而且出疹子的同时还容易伴随其他症状，加之天气变化、喂养及护理不当等原因，极易导致病情反复，因此遇到此病的家长们常常十分焦虑。就像诗诗，之所以会出现湿疹，就是因为脾胃功能太弱了。小孩子脏腑娇嫩，如果后天调养不当，原本娇弱的脾胃更加虚弱。我们每天吃进去的食物都需要通过脾胃来消化，脾胃功能一弱，就会导致湿邪聚集在体内，发于肌肤，出现湿疹。时间久了湿郁化热，还会出现口臭、大便臭、唇红、舌红等症状。刚好诗诗过来看病时属夏末初秋之际，暑湿未去，内外湿邪一起袭来，湿疹便会反反复复。治疗上，要内外兼顾，在祛除外湿的同时，更要固护脾胃以防内湿再生。

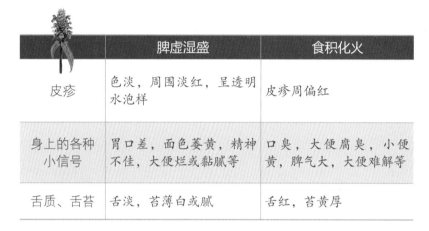

	脾虚湿盛	食积化火
皮疹	色淡，周围淡红，呈透明水泡样	皮疹周偏红
身上的各种小信号	胃口差，面色萎黄，精神不佳，大便烂或黏腻等	口臭，大便腐臭，小便黄，脾气大，大便难解等
舌质、舌苔	舌淡，苔薄白或腻	舌红，苔黄厚

德叔对证食疗方

（一）脾虚湿盛

西芹山药炒肉

材　　料

猪瘦肉350克，西芹150克，山药（鲜品）80克，生姜2～3片，食用油、精盐适量。

烹制方法

❀ 诸物洗净，将猪瘦肉切成条状；西芹切段；山药削皮，切片。

❀ 在锅中倒入适量食用油，待油热后放入姜片炒片刻，再放入上述食材，炒熟后加适量精盐，翻炒片刻即可。此为2～3人量。

功效

健脾，补中益气。

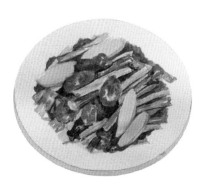

砂仁焖鲈鱼

功效

健脾化湿。

材　料

鲈鱼1条（约350克），砂仁3克，生姜2～3片，食用油、酱油、精盐适量。

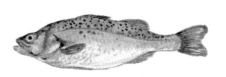

烹制方法

❀ 鲈鱼去除肠杂，洗净；砂仁洗净，打碎后备用。

❀ 锅中倒入适量食用油，放入姜片炒热后，放入鲈鱼，油煎至两面微黄。

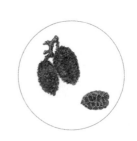

❀ 将砂仁放入锅中，加适量清水，放入酱油、精盐，盖好锅盖小火焖20分钟即可。此为2～3人量。

（二）　食积化火

鸡蛋花山楂饮

功效

消食导滞，清热祛湿。

材　料

鸡蛋花（干品）5克，麦芽10克，炒山楂10克，冰糖适量。

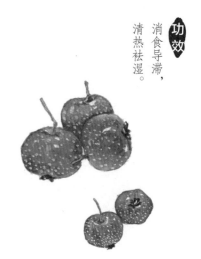

烹制方法

❀ 将各物洗净，放入锅中，加清水500毫升（约2碗水量）。

❀ 武火煮沸后改文火煮20分钟，调入适量冰糖即可。此为1～2人量。

乌梅山药泥

功效 健脾和胃，收敛浮热。

材　料

山药（鲜品）150克，乌梅10～15克，冰糖适量。

烹制方法

- 将各物洗净，山药削皮，煮熟，捣成山药泥。
- 乌梅放入锅中，加适量清水煎煮30分钟，放入适量冰糖继续煎煮10分钟。
- 乌梅汁倒入山药泥搅拌食用。此为2～3人量。

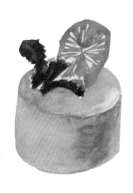

甄氏百年防病妙招

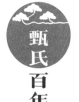

（一）双花外洗

材　料　金银花15克，野菊花15克。

功　效　清热除湿止痒。

制作方法　将上述药物放入锅中，加适量清水，煎煮30～40分钟，用双花水反复涂抹患处，每日3～5次。

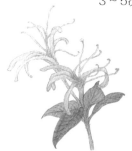 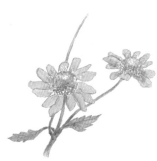

【二】 小儿推拿

选　穴　脾经、胃经、大肠经、板门。

功　效　补益脾胃、清除郁热。

操作方法

❀ 补脾经：充分暴露宝宝拇指的外侧，用拇指的指面由指端向指根方向推动100~500次，隔日1次。

❀ 清胃经：充分暴露宝宝拇指及鱼际的外侧边缘，用示指、中指指腹置于穴位上，由腕横纹至拇指根部的方向直推，100~500次，隔日1次。

❀ 清大肠经：充分暴露宝宝示指的外侧边缘，用示指、中指指腹置于穴位上，由虎口向指端方向直推，100~500次，隔日1次。

❀ 按揉板门：充分暴露宝宝的鱼际处，用拇指置于穴位上，力度要适中，按揉100~300次。

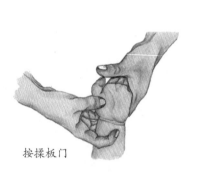

按揉板门

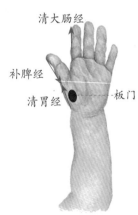

清大肠经

补脾经

清胃经

板门

Tips

（1）穴位定位

脾　经　位于拇指桡侧缘赤白肉际处，由指端至指根。

胃　经　位于大鱼际外侧赤白肉际处，拇指根至腕横纹。

大肠经　位于示指桡侧缘，自示指尖至虎口呈一直线。

板　门　位于手掌大鱼际顶面。

（2）操作要领

　　由远向近的推动，称补法；由近向选的推动，称清法。清、补的具体次数要根据年龄确定，年龄大者，次数适当增加。

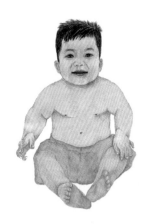

走出误区

（一）湿疹瘙痒难忍，一天到晚擦擦洗洗来止痒 ✖

宝宝患了湿疹，瘙痒难忍，总是想用手去抓去挠。有些家长这边刚阻止，那边又不忍心，于是就用清水反复擦洗宝宝皮肤，或者频繁涂抹药物以缓解瘙痒。其实这两种方法均不可取，一方面由于小儿皮肤薄嫩，反复擦洗容易损伤皮肤；另一方面，长时间或者大面积使用药物外搽，药物经皮肤吸收较多，对孩子的身体有不良影响。

（二）哺乳妈妈吃什么与宝宝无关 ✖

宝宝得了湿疹，不少妈妈的关注点全都放在了宝宝身上，只注意了哪些食物可以喂给宝宝吃，哪些食物不能喂，完全忽略了自己的饮食禁忌。对于哺乳妈妈来讲，饮食在保证均衡营养的同时，有所忌口、有所节制是非常必要的。一方面，妈妈应当少吃一些易导致过敏或寒凉、湿热类食物，如海鲜、芒果、菠萝、榴莲等；另一方面，也不能挑食，这样有可能会造成营养单一，对妈妈的身体以及母乳的质量都会有不良影响。

第五节 小儿腹痛久不愈，温中散寒消食积

4岁的心心近1年可是让他的爸爸妈妈愁坏了。1年前，心心经历了1次肺炎后，经常感冒、咳嗽，随后又开始出现腹痛。家人非常着急，多次带着孩子到医院检查，却查不出什么问题。后经朋友介绍，在某中医馆治疗近1个月后稍好转，但停药后依然有腹痛。尝试了亲人、朋友介绍的各种药膳、偏方作用也不大，腹痛仍有反复。有时痛起来吃不进、喝不下、睡不着，着实让人心疼。眼看白白胖胖、活蹦乱跳的小家伙日渐瘦弱，脸青青，隔三差五就往医院跑，家人焦急得不得了，却又无能为力。于是通过朋友介绍来找我看病。

腹痛原因很多，但像心心这类腹痛还是跟脾胃有关，脾胃是人体的后天之本，脾胃气旺，才能将饮食物转化成气血，供人体脏腑利用。脾若不足，一方面使人日渐瘦弱、精神不振；另一方面，饮食易停滞于胃肠，壅滞气机，发为腹痛。脾虚日久也会损伤肺气，导致感冒反复。我认为心心是由于反复感冒、咳嗽，并且长期不规范使用抗生素及清热解毒类药物后败坏了脾胃，加之家人平素喂食不知节制，过食肥甘、油腻或不易消化的食物，使脾胃愈加虚弱。我在治疗心心腹痛的时候，以温中散寒为主，经过2个月的中医治疗，心心腹痛发作的次数明显减少，面色也逐渐红润，吃得下，睡得香，恢复了以往活蹦乱跳的状态。

扫码看视频
德叔详讲解

德叔对证食疗方

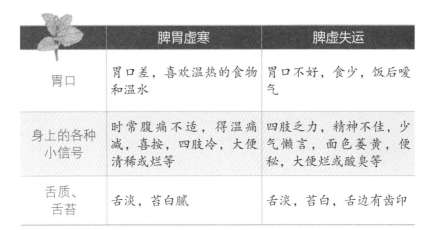

	脾胃虚寒	脾虚失运
胃口	胃口差，喜欢温热的食物和温水	胃口不好，食少，饭后嗳气
身上的各种小信号	时常腹痛不适，得温痛减，喜按，四肢冷，大便清稀或烂等	四肢乏力，精神不佳，少气懒言，面色萎黄，便秘，大便烂或酸臭等
舌质、舌苔	舌淡，苔白腻	舌淡，苔白，舌边有齿印

一 脾胃虚寒

党参煲瘦肉

功效 温中散寒，健脾益气。

材料

猪瘦肉400克，陈皮5克，党参10克，生姜3~4片，精盐适量。

烹制方法

※ 将各物洗净，猪瘦肉切块备用。

※ 陈皮、党参、生姜、猪瘦肉放入锅内，加清水1 500毫升（约6碗水量），武火煮沸后改文火煮1.5小时，放入适量精盐调味即可。此为2~3人量。

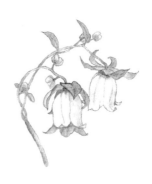

花椒猪肚炖鸡

功效

温中散寒补气。

材 料

母鸡半只（约400克），猪肚100克，花椒3克，生姜2~3片，精盐适量。

烹制方法

◈ 将各物洗净，猪肚切块备用。

◈ 鸡肉洗净，切块，放入沸水中焯水。

◈ 与猪肚、花椒、生姜一起放入炖盅，加清水1250毫升（约5碗水量），隔水炖2小时，放入适量精盐调味即可。此为2~3人量。

Tips

花椒具有温中散寒、祛湿、杀虫止痒的功效。《伤寒论》中经典驱虫方乌梅丸中的蜀椒就是花椒。花椒与胡椒相比，更为辛辣，因此其温中散寒以及走窜的力度更强，但也更为燥热。

（二）脾虚失运

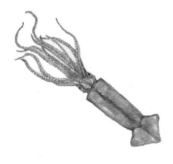

健脾养胃粥

功效

健脾养胃，滋阴补虚。

材 料

猪瘦肉80克，鱿鱼（鲜品）50克，山药（鲜品）50克，大米200克，精盐适量。

烹制方法

◈ 将各物洗净，大米淘洗干净后稍浸泡。

◈ 猪瘦肉切丝；鱿鱼放入沸水中焯水后切丝；山药削皮，切块备用。

◈ 上述食材放入锅中，加适量清水煮至粥成，放入适量精盐调味即可。此为2~3人量。

金桔谷芽饮

材　料

炒谷芽10克，金桔3～5枚，红糖适量。

烹制方法

❀ 将各物洗净，金桔切小块备用。

❀ 上述各物一同放入锅中，加清水750毫升（约3碗水量），煮30～40分钟。

❀ 放入适量红糖即可，代茶饮。此为1～2人量。

功效　健脾开胃，化滞消食。

 甄氏百年防病妙招

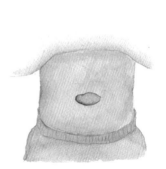

一　姜片贴肚脐

材　料　生姜。

选　穴　神阙穴（肚脐）。

功　效　温中散寒。

操作方法

❀ 先将生姜洗净，切成直径约3厘米，厚度约0.3厘米大小的薄片。

❀ 将切好的姜片，用缝衣针刺出几个小孔。

❀ 把姜片放入锅中炒热，放至微温后敷在肚脐上，3～5分钟。

Tips

　　姜片温度不宜过高，3岁以下宝宝，姜片温度要严格控制，以免烫伤，且贴敷时间1～3分钟为宜，3岁以上小朋友可以贴敷3～5分钟。

（二） 穴位按摩

选　穴　肚角、一窝风、三关。

功　效　温中散寒止痛。

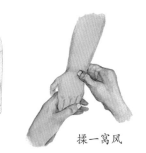

揉一窝风

操作方法

- 拿肚角：用拇指指腹，置于穴位处由内向外做弹拨，力度要适中，按揉5~7次，隔日1次。
- 揉一窝风：宝宝掌背向上，用拇指置于穴位处，力度适中，揉按50~100次，隔日1次。
- 推三关：暴露宝宝前臂外侧，用示指、中指指面置于前臂的外侧，由腕横纹向肘横纹方向直推，推100~300次，隔日1次。

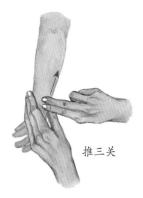

推三关

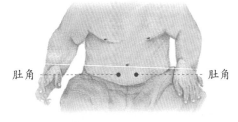

肚角　　　　　　　　　肚角

Tips	
肚　角	脐下2寸（3横指），旁开2寸脐旁两侧的大筋处。
一窝风	手背腕掌关节横纹正中凹陷处。
三　关	前臂外侧，腕横纹至肘横纹的直线。

走出误区

小孩子腹痛就是热气、湿热 ✗

　　我们岭南地区，气候炎热，老百姓很喜欢喝凉茶，小孩子稍微不舒服，就认为是热气、湿热了，盲目饮用凉茶，败坏了脾胃。小孩子的脾胃很薄弱，即使是热气导致的也不能大量饮用凉茶，况且很多时候，现在的小孩子腹痛并非单纯热气、食滞、寒湿或湿热导致的，尤其像心心这类腹痛日久患儿，有可能是脾虚。现在很多家长重视食物中的营养成分，而不重视本身的寒热属性，长期食入寒凉食物，伤到了脾胃，这些小孩子不仅出现腹痛、胃口差，往往记忆力也变差，学习成绩总提不上去。

第六节

长牙宝宝太烦躁，心脾兼顾睡安好

小雨是13个月大的宝宝，平时很乖，很少哭闹，可是最近这段时间动不动就会哭闹，睡不安稳，睡着了也是翻来覆去的，流口水也变多了。妈妈一看，小雨长了好多牙，这不就是大家天天说的长牙难受导致的嘛。于是妈妈给小雨买了磨牙饼干，希望小雨能通过咬磨牙饼干缓解长牙不适。但试了一段时间没有任何效果，也尝试过其他各种方法，仍然不管用。小雨妈妈心想，等牙齿都长出来，熬过这段时间就会好了吧。可是持续了3个星期，全家人身心疲惫，一个个熬成熊猫眼，小雨就是没好转。小雨的妈妈是我的研究生，毕业多年了，现在也在我团队里，有一次开会我看到她脸色很差，一问才知道因为宝宝长牙烦躁，导致全家人都没得睡。我记得当时就开了3剂中药，当晚喝了1剂后，10点多就睡着了，睡得很香，一觉睡到第2天早上7点钟，随后又继续服用2剂，烦躁、流口水等症状明显缓解。

宝宝长牙时会出现一些症状，如烦躁、流口水多、食欲减退、睡不安稳等等，其实中医可以很好地解决这些不适，还是我经常强调的问题，要辨证、对好症。我认为小雨的主要矛盾在于心脾，小雨因为长牙的种种不适，变得烦躁不安，睡眠质量变差。这样持续久了，点燃了心火，也没有及时扑灭它，越燃越旺。所以牙齿长好之后，症状并没有因此消失。另外，小孩子都是有着共同的特点，脾不足，只是这个脾不足表现的程度不同而已。中医认为，脾开窍于口，脾气虚弱，水液代谢就会失常，晚上睡觉就会流口水。所以要清心火，健脾胃，才能使症状都消失得干干净净。

扫码看视频
德叔详讲解

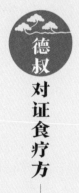

德叔
对证食疗方

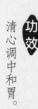

功效

清心调中和胃。

德叔支招

宝宝长牙时流口水多是非常常见的。这时，许多父母为了保证宝宝的口腔清洁，都知道应该擦干口水，防止细菌滋生。应该如何操作呢？正确的操作方法应该是用柔软的棉布或软毛巾蘸干宝宝嘴边的口水。注意不要用湿巾擦口水，更不要用布或毛巾反复摩擦宝宝的皮肤，以免损伤皮肤。还有的父母用纱布去清洁宝宝的口腔内部，其实在宝宝长牙期间，口腔十分容易感染，所以尽量不要清洁口腔内部。当然，如果宝宝牙龈红肿时，可以用纱布蘸点凉水轻轻擦拭宝宝的牙龈，但一定注意动作要轻柔。

麦冬粥

材　料

大米100克，麦冬5～10克，香菇（鲜品）2～3朵，精盐适量。

烹制方法

❀ 将麦冬放入锅中，加清水1 250毫升（约5碗水量），煎煮30分钟，取汁备用。

❀ 大米淘洗干净后稍浸泡，香菇洗净，放入沸水中煮片刻，剁碎。

❀ 各物及麦冬汁放入锅中，武火煮沸后改文火煮至粥成，放入适量精盐调味即可。此为2～3人量。

麦芽山楂饮

功效 健脾开胃，消积清火。

材　料

炒麦芽10克，山楂（干品）10克，黄冰糖适量。

烹制方法

❀ 将炒麦芽、山楂洗净，稍浸泡。

❀ 各物放入锅中，加清水750毫升（约3碗水量），武火煮沸后改为文火煮40分钟，放入适量黄冰糖即可。每次饮用约30毫升，每日2次。此为1~2人量。

甄氏百年防病妙招

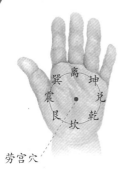

巽　离　坤
震　　　兑
艮　坎　乾

劳宫穴

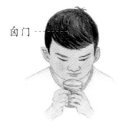

囟门

一　小儿推拿

选　穴 囟门、内八卦。

功　效 健脾消积，清心火。

操作方法

❀ 揉囟门：用拇指指腹置于囟门穴处按揉，力度要适中，按揉50~100次，每日1次。注意在囟门未闭合时不要用力按揉，要用掌心轻轻地摩擦。

❀ 顺运内八卦：操作者以左手握住宝宝的左手，右手示指和中指夹住宝宝的拇指，然后用右手拇指自乾宫起向坎宫施运至兑宫止为一遍，叫做顺运内八卦或右运内八卦，操作200~300次，每日1次。

Tips

囟　门 在前发际沿着头正中线向上摸2寸（3横指），凹陷处即是此穴。

内八卦 手掌面，以掌心（劳宫穴）为圆心，以圆心至中指根横纹内2/3和外1/3交界点为半径，画一圆，八卦穴即在此圆上。

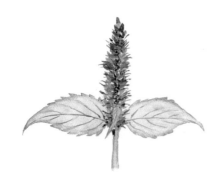

【二】中药浴

材　　料　黄连15克，莲子心15克，广藿香15克。

功　　效　清心泻火。

操作方法

❀ 将上述药物煎煮30分钟，取汁。

❀ 洗完澡，用中药汁全身擦洗2~3次，1周可以使用上述方法2~3次。

【三】穴位按摩

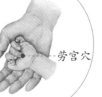

＊劳宫穴

选　　穴　劳宫穴、心经、小肠经、脾经。

功　　效　健脾和胃，清心降火。

操作方法

❀ 揉劳宫穴：用拇指或示指指腹，置于穴位处按揉，力度要适中，按揉100~300次，隔日1次。

❀ 清心经：充分暴露宝宝中指的指面，用示指、中指置于穴位上，沿着指根向指端方向直推100~500次，隔日1次。

❀ 清小肠经：充分暴露宝宝小指的内侧，用拇指的指面由指根向指端方向直推100~500次，隔日1次。

❀ 补脾经：充分暴露宝宝拇指的外侧，用拇指的指面由指端向指根方向推动100~500次，隔日1次。

Tips	
劳宫穴	屈除大拇指外四指，中指指尖处。
心　经	中指指面末节指腹部。
小肠经	小指的外侧，从指端到指根呈一条直线。
脾　经	拇指的外侧，从指端至指根呈一条直线。

心经

脾经

小肠经

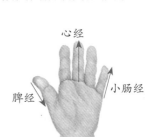

下篇

大人少生病，全家齐欢心

核桃

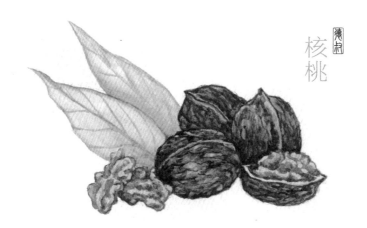

第一章

咳嗽喘气不够气，德叔帮你顺顺气

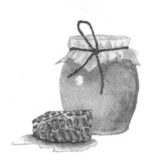

蜂蜜

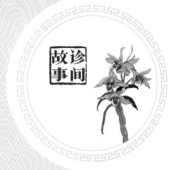

今年51岁的黄女士断断续续咳了1年多，喉咙又干又痒，总有一种火辣辣、被火烧的感觉，起初自己以为就是简单的感冒、咳嗽，照着网上的推荐，喝了几种清热利咽的药膳，没想到晚上咳得更严重了，有时甚至咳得小便都憋不住。黄女士多次就诊于某三甲医院及中医馆，期间做了一系列检查，并没发现什么异常，吃了不少西药、中药，可症状就是反反复复、时好时坏。本来女儿出国了，自己也退休了，想好好享受一下生活，可这没完没了的咳嗽让她无比烦恼。随后黄女士来找我看病。

我认为黄女士的咳嗽，并非全是肺的问题。很多人误以为咳嗽就是肺的事儿，其实中医认为"五脏六腑皆令人咳"，黄女士的久咳顽咳，问题出在肺和胃。黄女士平时工作繁忙，经常加班，还要参加各种应酬，饮食也不规律，久而久之落下个胃痛的毛病。当脾胃虚弱，运化能力下降，全身的气机不能很好地上升和下降时，就会引起肺的宣降功能受到破坏，肺胃的功能不和谐，因此不但咳不停，还经常觉得咽喉有灼热感。治疗时，我并没有使用大量止咳药物，而是重点调脾胃，脾胃运化正常了，肺和胃的升降关系就能恢复正常，气机协调，咳嗽自然就止住了。经过近2周的中药对证治疗后，黄女士感觉不仅咳嗽减轻了，连平时经常发作的胃痛也缓解了不少。

扫码看视频
德叔详讲解

德叔 对证食疗方

	肝火燃烧到肺	肺虚遇到脾虚
咳嗽	干咳，随着情绪波动而增减	咳声低弱或声重，遇寒或遇风则加重
咯痰	痰黏稠，咽部烧灼感，不容易咯出，量少	晨起或进食后痰多，色白或黄白相兼
身上的各种小信号	胁肋部胀痛或隐痛，烦躁	打不起精神，胸闷，怕风怕冷，胃口差，大便烂
舌质、舌苔	舌红，苔薄黄或黄腻	舌淡、舌边有齿印，苔白

（一）肝火燃烧到肺

佛手陈皮饮

功效
疏肝和胃，
止咳化痰。

材料

佛手（干品）10克，陈皮5～10克，冰糖适量。

烹制方法

❀ 诸物洗净，稍浸泡，放入锅中。

❀ 加清水1 000毫升（约4碗水量），武火煮沸后改文火煲30分钟，加适量冰糖，煎煮片刻，趁热代茶饮。此为1人量。

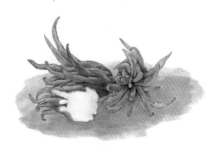

海螵蛸粥

功效

健脾和胃，制酸止咳。

材　料

大米150克，小米50克，山药（鲜品）100克，海螵蛸10克，生姜2~3片，精盐适量。

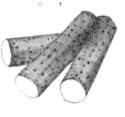

烹制方法

❀ 将各物洗净，山药削皮，切片备用，大米、小米淘洗干净后稍浸泡。

❀ 海螵蛸放入锅中，加适量清水煎煮30分钟，取汁备用。

❀ 上述食材一起放入锅中，加海螵蛸汁及适量清水，煮至粥成，放入适量精盐调味即可。此为2~3人量。

（二）肺虚遇到脾虚

太子参核桃粥

功效

补肺健脾化痰。

材　料

大米150克，核桃仁50克，太子参15克，精盐适量。

烹制方法

❀ 将各物洗净，太子参放入锅中，加适量清水煎煮30分钟，取汁备用。

❀ 大米淘洗干净后，稍浸泡，放入锅中，加适量清水。

❀ 再放入核桃仁、太子参汁，武火煮沸后改文火，煮成稀粥，放入适量精盐调味即可。此为1~2人量。

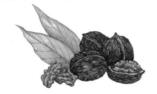

中医故事

据传清代江南名医被宴请入宫为太子治疗痰火之证（相当于急性肺炎）。太子身体非常虚弱，痰火属实邪之证，应使用清热化痰，驱邪外出的治法。但前医都用了人参，人参虽能补虚，但会滞留痰火，是不宜使用的。可是处方需经太医院与太后的审核，不用人参是行不通的。江南名医事先了解了情况，就想到用太子参替代人参，既能补虚又可避免痰火滞留。最后，太子很快痊愈。

功效

温肺止咳，调脾化痰。

陈皮五指毛桃煲乌骨鸡

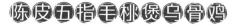

材料

乌骨鸡1只（约750克），五指毛桃40克，陈皮3~5克，生姜3~4片，精盐适量。

烹制方法

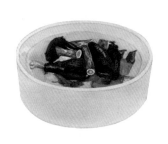

❀ 乌骨鸡宰杀后，去除内脏，切块，放入沸水中焯水。

❀ 与五指毛桃、陈皮、生姜一起放入锅中。

❀ 加清水2 000毫升（约8碗水量），武火煮沸后改文火煲1.5小时，放入适量精盐调味即可。此为3~4人量。

甄氏百年防病妙招

一 穴位按摩

选　穴　太冲穴、足临泣穴。

功　效　疏肝理气止咳。

操作方法

❀ 用拇指或示指指腹，置于穴位处按揉，力度要适中。

❀ 每个穴位按揉150~200次，每日1次。

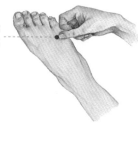

足临泣穴

Tips

太冲穴	位于足背，足大趾与第2趾趾缝上一凹陷处。
足临泣穴	位于足背，第4趾与足小趾趾缝上一凹陷处。

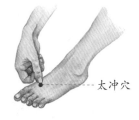

太冲穴

【二】刮痧疗法

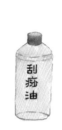
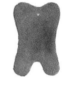

准备物品　刮痧板、刮痧油、毛巾等。

部　　位　双侧膈俞穴至胃俞穴。

功　　效　健脾理气化痰。

操作方法　先将刮痧油均匀涂抹在操作部位，刮痧板与皮肤呈45°，由上至下刮，刮拭力度及速度要均匀，以患者能耐受为主，刮痧时间一般控制在10～15分钟，1周1次为宜。

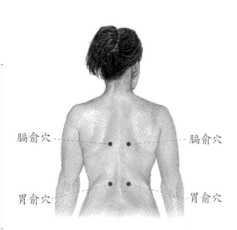

膈俞穴　　　　　　　膈俞穴

胃俞穴　　　　　　　胃俞穴

Tips

刮痧注意事项如下：

· 刮痧后不能马上洗澡，一般4小时后才可以洗澡。

· 要及时穿好衣物，避免受凉，如果夏季刮痧，最好远离空调。

· 不能喝冰冻饮品，以红糖水、陈皮水或淡红茶为最佳饮品。

Tips

脾俞穴　位于后背，肚脐对应的是第2腰椎，再往上数3个关节，左右两侧1.5寸（2横指）处。

膈俞穴　位于后背，脾俞穴往上数4个关节，左右两侧1.5寸（2横指）处。

胃俞穴　位于后背，肚脐对应的是第2腰椎，再往上数2个关节，左右两侧1.5寸（2横指）处。

（三）艾灸疗法

选　穴　胃俞穴、肝俞穴、太渊穴。

功　效　健脾散寒，疏肝理气。

操作方法

❀ 将点燃的艾条置于离皮肤2～3厘米处，进行熏灸。

❀ 每个穴位灸10～15分钟，1周灸2～3次。

| Tips

操作时及时弹灰，以免局部皮肤烫伤。

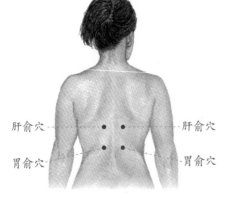
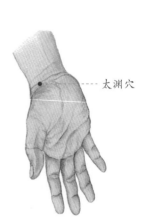

肝俞穴　　肝俞穴
胃俞穴　　胃俞穴
太渊穴

| Tips

太渊穴　在腕部内侧，腕横纹外侧能摸到一搏动，在搏动处稍向
　　　　　外侧移动，至凹陷处。

肝俞穴　位于后背，两侧肩胛下角连线与后正中线相交处向下数2
　　　　　个关节，左右两侧1.5寸（2横指）处。

胃俞穴　位于后背，肚脐对应的是第2腰椎，再往上数2个关节，
　　　　　左右两侧1.5寸（2横指）处。

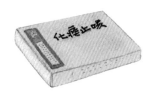

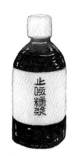

见咳就要止咳，有痰就要消痰 ✗

中医认为"五脏六腑皆令人咳"，咳嗽不仅与肺相关，与其他脏腑功能失调也有关，大多数久咳、顽咳，问题出在肺、脾、肾，所以要想治好咳嗽，对证用药为关键，而不是见咳就要止咳，有痰就要消痰。口服止咳糖浆类药物也很讲究，一般这类药物多以清肺润肺、化痰止咳类为主，但部分久咳顽咳，因不对证，依然不能缓解。顽固性咳嗽，很多时候是因为咳嗽初期用药过猛，一心想着止咳，"乱用药"或饮食、日常起居调摄不当导致。

老百姓自治久咳顽咳无效老套路A与B，分析如下：

A：感冒后鼻塞、流涕等感冒症状好了，但咳嗽就是不断根 → 肯定是热气还未清干净 → 继续服用清热解毒类药物或抗生素 → 不对证。

B：咳嗽、痰少、咽干咽痒等 → 肺燥或肺热 → 润肺化痰止咳类止咳糖浆（有点效果，但依然出现咳嗽） → 部分对证。

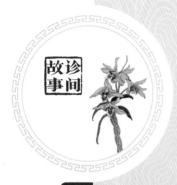

第二节

鼻涕倒流频清嗓，教你两招解烦忧

扫码看视频
德叔详讲解

　　有个来自北京的于先生，45岁了，10年前就开始出现鼻涕倒流的症状，曾就诊过多家医院，中西药都试过了，也没有很明显的改善。平时倒流厉害了就用鼻喷雾剂喷一下，但时不时还是有鼻涕倒流、喉中有痰等不适。近几年来还会频繁清嗓、睡觉打呼噜，天天被太太嫌弃，出汗也多，又容易感冒，自觉体质下降了，严重影响了生活与工作。记得他刚来我门诊看的时候，拿了一沓厚厚的病历资料，精神也很紧张，一直不停地讲自己就诊的经历以及不舒服的症状。经过1个月的中医辨证治疗后，于先生鼻涕倒流及清嗓的症状明显减轻了，整个人一下子轻松了不少。

　　于先生这类鼻涕倒流患者非常常见，大多数都是因为刚开始不重视或者治疗不恰当而导致症状反复，久治不愈。中医认为，鼻为肺之外窍，外邪袭肺，肺气失宣，布津功能失调，便出现鼻塞、流涕、咯痰等症状。若鼻涕倒流，反复刺激咽喉，则出现频繁清嗓的情况。痰湿留在机体内，一遇不同的外邪便易复发。因此，我认为，在于先生的治疗上，应以疏风宣肺、化痰利咽治标，以补益脾肺固本。

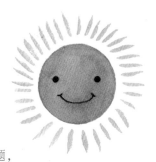

德叔支招

　　很多人会认为鼻子的问题，管好鼻子就可以了。其实不然，流涕、打喷嚏等鼻子的症状都与人体阳气不足有关，因此除了保护好鼻子以外，还要将日常调护做到位，防风防寒为第一。一般像于先生这种鼻咽部的问题，常在天气寒冷或者气温波动大时发作。我建议于先生要密切关注天气变化，及时添加衣物。风寒重的季节，要选择领口较高且稍微贴身的衣物，同时要注意脚部的保暖，尤其是踝关节以下。平时也可以用温水或生姜水泡泡脚，可以起到温经散寒的作用。另外需要调整好作息时间，早睡早起，养足阳气，不能经常熬夜，晚上要尽量在11点前入睡。因为11点是阴阳交替之时，此时若不睡觉，整个人处于亢奋状态，阳气飘在外面，不能入体内，就会被不断地消耗掉。同时要注重采纳自然之气以养阳，阳光明媚时要多出去走一走，晒一晒太阳，多晒一晒后背。

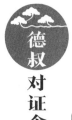

德叔对证食疗方

	外感风寒	痰湿壅阻于肺	肺脾两虚
鼻咽部症状	鼻塞，流清涕，白稀痰，或有咽痛	流涕较浊，鼻涕倒流，偶有黏痰	流清涕，打喷嚏，咽部不适，咯痰无力
身上的各种小信号	怕风怕冷，头痛，肌肉酸痛	胸闷，时有呼吸不畅感，打呼噜，大便烂或黏腻	打不起精神，平时容易感冒，胃口差，大便烂
舌质、舌苔	舌淡红，苔薄白	舌淡，苔白厚或黄厚	舌淡、舌边有齿印，苔薄白或白厚

（一）外感风寒

紫苏陈皮姜枣饮

功效

散寒解表。

材 料

紫苏叶15克，陈皮5克，生姜4～5片，红枣（去核）2～3枚，冰糖适量。

烹制方法

❀ 将各物洗净，放入锅中。

❀ 加清水1 000毫升（约4碗水量），武火煮沸后改文火煮20～30分钟，加适量冰糖调味即可，代茶饮，趁热饮用。此为1～2人量。

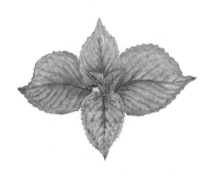

白术苍耳煲猪腱子肉

功效

健脾益气，散寒通窍。

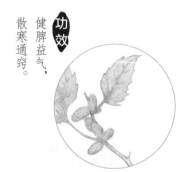

材 料

猪腱子肉400克，白术15克，炒苍耳子5克，蜜枣2～3枚，生姜3～4片，精盐适量。

烹制方法

❀ 将各物洗净，猪腱子肉切成小块备用。

❀ 将猪腱子肉、白术、炒苍耳子、蜜枣、生姜一起放入锅中。

❀ 加清水2 000毫升（约8碗水量），武火煮沸后改文火煲1.5小时，放入适量精盐调味即可。此为3～4人量。

Tips

此药膳不宜长期饮用，当感受风寒时才合适，要是受风受寒等症状已消除，就应停止食用。散风散寒日久，也会耗掉人体的正气，气弱了，气不固，就会容易受邪。此外炒苍耳子有小毒，不宜与含有苍耳子的药物一起长期服用。

【二】 痰湿壅阻于肺

五指毛桃太子参煲鸡

功效

健脾祛湿，益肺化痰。

材　料

母鸡1只（约750克），五指毛桃40克，太子参15克，红枣（去核）2～3枚，生姜3～4片，胡椒粉、精盐适量。

烹制方法

※ 将各物洗净，母鸡切块，放入沸水中焯水。

※ 将鸡肉、五指毛桃、太子参、红枣、生姜一起放入锅中。

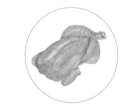

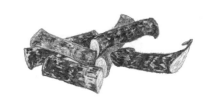

※ 加清水2 000毫升（约8碗水量），武火煮沸后改文火煲1.5小时，放入适量胡椒粉、精盐调味即可。此为3～5人量。

【三】 肺脾两虚

功效

补肺益气，健脾。

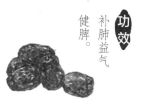

黄芪猪肚鸡

材　料

母鸡半只（约400克），猪肚150克，黄芪15克，砂仁5克，红枣（去核）2～3枚，生姜2～3片，精盐适量。

烹制方法

※ 将各物洗净，母鸡切块，放入沸水中焯水。

※ 猪肚用面粉反复搓揉去味后，放入沸水中，煮片刻取出，切成条状。

※ 上述食材一起放入锅中，加清水2 000毫升（约8碗水量），武火煮沸后改文火煲1.5小时，放入适量精盐调味即可。此为3～4人量。

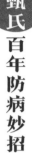

甄氏百年防病妙招

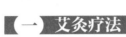

【一】 艾灸疗法

选　穴　鼻通穴、迎香穴、膏肓穴。

功　效　通鼻窍、健脾理气。

操作方法

❀ 将点燃的艾条置于离皮肤2~3厘米处，进行熏灸。

❀ 每个穴位灸10~15分钟，1周灸2~3次。

Tips

操作时及时弹灰，以免局部皮肤烫伤。

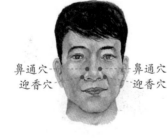

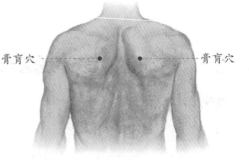

Tips

鼻通穴 又名上迎香穴，位于面部，在鼻孔两侧，鼻唇沟上。

迎香穴 位于面部，鼻翼外缘中点旁。

膏肓穴 在背部，两侧肩胛下角连线与后正中线相交之处，向上数3个关节，左右两侧3寸（4横指处）。

（二）中药香囊

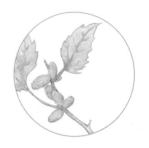

材　　料　荆芥、防风、苍耳子、辛夷花、白芷、桂枝各10克。

功　　效　疏风散寒，宣通鼻窍。

制作方法

🜚 将上述药物放入防潮袋中，再装入香囊，置于床头。

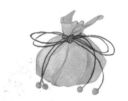

🜚 每个月更换内置中药，也可以制作迷你香囊，随身携带。

（三）熏鼻疗法

材　　料　苍耳子、辛夷花各20克。

功　　效　温肺散寒、通鼻窍。

具体操作

🜚 将上述药材放入锅中，加适量清水煎煮30～40分钟，取汁备用。

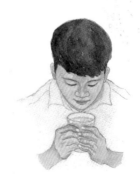

🜚 药汁倒入杯中，趁热将鼻腔对着杯口吸入蒸汽3～5分钟。每周2～3次。

【四】鼻炎保健操

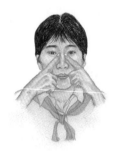

迎香穴————迎香穴

选　穴　迎香穴、上星穴。

功　效　宣通鼻窍。

操作步骤

❀ 用示指指腹按揉迎香穴100～200次。

❀ 用示指指腹按揉上星穴100～200次。

❀ 腕关节充分放松，利用腕力量，用十个手指指腹拍打头顶约150次。

❀ 示指按揉鼻翼两侧100～200次，再由上向下搓热鼻翼两侧。

Tips

迎香穴　在面部，鼻翼外缘中点旁。

上星穴　在头部，前发际正中直上1寸。

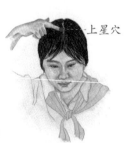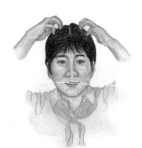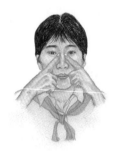

————上星穴

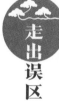

走出误区

过度使用洗鼻器改善症状 ✗

　　许多鼻炎、鼻涕倒流的患者听说洗鼻可以缓解鼻塞，清除鼻腔内分泌物，便自行购买洗鼻器长期使用。正确地使用洗鼻器，的确可以清除鼻腔内的分泌物及细菌，起到缓解症状的作用。但洗鼻是治标不治本的方法，洗鼻后短期内症状可以缓解，但容易反复。其实，洗鼻器使用过多或使用不当都会损伤鼻黏膜，破坏呼吸道纤毛的功能，导致疾病的加重或者迁延不愈。

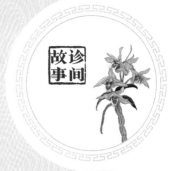

　　60岁的梁姨，患支气管扩张症（简称为支扩）已有3年了，曾经因支扩合并感染多次住院，治疗后症状可以缓解。梁姨觉得每次来医院看病很麻烦，稍微有点咳嗽、痰多等症状，就会自服一些抗生素。刚开始她并没在意，后来觉得吃那些抗生素不但不能缓解咳嗽、咯黄痰等症状，反而加重了。痰变得黏稠，色黄，不容易咯出，甚至会咯血，常觉得身上凉飕飕的，疲倦乏力，汗多，面色很差。不光这样，她嘴里还时常觉得口干，怎么喝水都不能缓解，嘴唇偏红。后来梁姨在女儿的陪伴下来找我看病。服用中药1周后，梁姨咳嗽明显减轻，痰少了很多，容易咯出，不觉得那么冷了，胃口也好多了。梁姨到现在仍然定期复诊，至今已有4年未因老毛病发作而住院治疗过，病情很稳定。

　　我认为梁姨是典型的气阴两虚体质。向来都是疲倦乏力、出汗多，说话也是轻声细语，有气无力的，经常觉得气不够用。每次就诊，最温柔的患者就是她。此外梁姨又夹有阴虚，经常觉得很热，口干咽干，嘴唇也是红红的。气阴两虚，虚则保护肌表的能力处于薄弱状态，就诊时恰逢秋天，秋燥盛，燥邪夹着深秋之风一起来光顾，更加耗伤肺阴和肺气，出现咳嗽、咯黄痰等症状。治疗上，应以补气生津、养阴润肺、止咳化痰为主。

扫码看视频
德叔详讲解

德叔支招

初秋与深秋的燥是不同的，养阴滋阴的方法也要有所调整。

·初秋的燥邪往往带有暑夏的余热，多为温燥之邪。不慎受此邪者会出现微恶风寒、头痛、干咳、少痰、痰黏难咯、咽干口燥、小便短赤、大便干结等症状。治疗初秋燥邪应滋阴养阴之余，适当清夏季余热。可以选用雪梨、枇杷等润初秋的温燥；用薄荷、冬瓜等清夏季余热。

·晚秋的燥邪往往带有初冬的寒气，多为凉燥之邪。不慎受此邪者会出现恶寒，微有发热、头微痛、鼻塞流涕、咽痒咳嗽、痰白而稀、无汗等症状。治疗晚秋燥邪应滋阴养阴之余，适当进行温补。可以选用沙参、玉竹、麦冬等润深秋的凉燥，用牛肉、羊肉等祛深秋之寒。

德叔对证食疗方

太子参玉竹煲排骨

功效
补气健脾，润肺止咳。

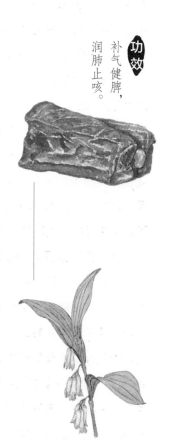

材　料

猪排骨450克，太子参10克，玉竹10~15克，生姜3~4片，精盐适量。

烹制方法

❀ 将各物洗净，太子参、玉竹稍浸泡。

❀ 猪排骨切块，放入沸水中焯水。

❀ 上述食材放入锅中，加清水2 000毫升（约8碗水量），武火煮沸后改为文火煲1.5小时，放入适量精盐调味即可。此为2~3人量。

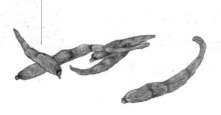

桑椹银耳粥

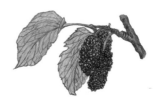

功效
养阴润肺，滋补肾阴。

材　料

大米100克，桑椹10克，银耳（干品）半朵，黄冰糖适量。

烹制方法

❀ 将各物洗净，大米淘洗干净后，加入适量清水，稍浸泡。

❀ 银耳放清水里泡发，去蒂、去杂质，撕成小朵后备用。

❀ 将上述食材一起放入锅中，加适量清水，用武火煮开后改文火煮至粥成，放入适量黄冰糖调味即可。此为1~2人量。

Tips

· 银耳宜用开水泡发，泡发后应去掉未发开的部分，特别是那些呈淡黄色的东西。

· 银耳一定要把根部剪掉，这样才容易煮烂，而且要小火慢煮至烂，这样胶质才能全部煮出来。

· 偏黄一些的银耳口感较好，炖好的甜品冰镇后食用，味道更佳。但如果平素容易胃胀、大便偏烂，还是应该热着食用。

石斛陈皮炖甲鱼

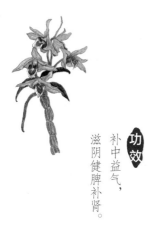

功效
补中益气，滋阴健脾补肾。

材　料

甲鱼1只，猪瘦肉100克，沙虫干40克，石斛10~15克，陈皮5克，生姜2~3片，精盐适量。

烹制方法

❀ 将各物洗净，沙虫干用温水稍浸泡，用剪刀剪开后洗净里面的沙备用。

❀ 甲鱼宰杀后，切块备用；猪瘦肉，切块备用。

❀ 上述食材放入炖盅，加清水1 500毫升（约6碗水量），隔水炖2小时，放入适量精盐调味即可。此为2~3人量。

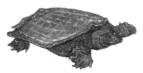

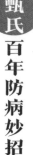

甄氏百年防病妙招

【一】 穴位按摩

选　　穴　厥阴俞穴、尺泽穴。

功　　效　止咳化痰，降气。

操作方法

❀ 用拇指或示指指腹，置于穴位处按揉，力度要适中。

❀ 每个穴位按揉150~200次，每日1次。

Tips

厥阴俞穴　位于后背，低头后可以摸到1个突出来的骨头（大椎穴），往下数4个关节，左右两侧1.5寸（2横指）处。

尺　泽　穴　在肘部，微曲肘，用一手示指从外侧肘横纹向内侧摸，直至可摸到一条大筋，在这条大筋外侧凹陷处即为此穴。

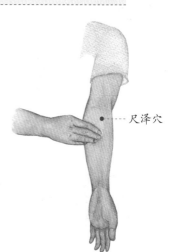

尺泽穴

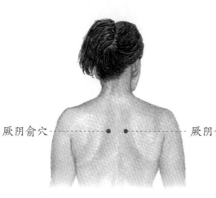

厥阴俞穴　　　　　　　　　厥阴俞穴

【二】 中药贴敷

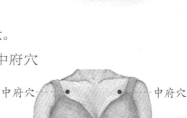

材　　料　白芥子10克，花椒10克，米醋适量。

选　　穴　中府穴。

功　　效　温中止咳，化痰下气。

操作方法

⊛ 将上述药材打粉，放入适量米醋调成糊状。

⊛ 取少量药糊加热后放在纱布上，敷于中府穴
上，冷却后更换，每次敷10~15分
钟，1周2~3次。

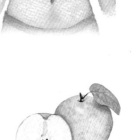

中府穴 ————— ●　　　● ————— 中府穴

Tips

中府穴　在锁骨外端下窝，下1拇
指宽处。

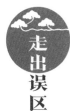
走出误区

秋季人人都要滋阴养阴 ✗

很多人都认为秋天养生应以滋阴养阴为主，但并非人人都适
合滋阴养阴，能不能滋阴养阴还是要因人而异。梁姨这类气阴不足
的人一般在季节转换之际最容易中招，初秋之际，不应重在滋阴养
阴，而应重在防风，到了深秋则应重在防寒；衣着上要让身体逐渐
适应，逐渐过渡，不要随意减衣，但也不要过早地穿得太多，这样
才能真正对"贼风"有抵抗力。

第四节

顽固肺疾纤维化，固好根本喘咳息

来自江西的周伯，65岁了，平时很少生病。但3年前开始出现气喘、咳嗽，总感觉很累，打不起精神。他在当地社区医院治疗了一段时间，症状有所改善，但依然反反复复，爬个楼梯都会满头大汗。儿子曾带他在当地的三甲医院就诊，通过一系列的检查确诊为特发性肺间质纤维化，住院治疗后症状有所控制。但最近周伯又开始气喘得厉害，还伴有咳嗽，咯黏稠痰。周伯通过微信病友群里一位病友的介绍，来找我诊治。经过1周的中药治疗，周伯气喘减轻了很多，也越发精神。目前周伯还坚持看门诊服中药调治，至今已有4年，未因咳喘发作而住院治疗。原来连1楼都上不了，现在可以爬山旅游了。

特发性肺间质纤维化被称为"不是癌症的癌症"。中医上认为多因体虚而致，肺、脾、肾亏虚是发生、发展的根本。"肺为气之主，肾为气之根"，二者在呼吸过程中起着重要作用。肾气不足，不能纳气归根，便会出现气喘，久之使肺主气的功能进一步受损。脾是生成气血的重要场所，脾气不足，肺肾两脏就没有足够的气血滋养，其功能就进一步受损。像周伯这类咳喘日久的中老年人，我在治疗的任何时期，都以补肺、健脾、固肾为重，正气旺盛方可祛除外邪。

扫码看视频
德叔详讲解

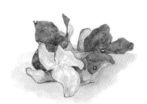

德叔对证食疗方

	外感风寒	痰湿壅阻于肺	肺肾两虚
咳、痰、喘	咳嗽咯痰，色白，呈泡沫状或质清稀，气促	咳嗽痰多，色白或黄白相兼，喘憋	咳喘日久，动一动就气喘，白稀痰，量多
身上的各种小信号	怕风怕冷，鼻塞，打喷嚏，流清稀涕等	胸闷，口淡，大便烂或黏腻等	手足及腰膝部怕冷，胃口差，小便清，大便烂等
舌质、舌苔	舌淡红，苔薄白	舌淡，苔白厚或黄厚	舌淡、边有齿印，苔薄白

（一）外感风寒

苏叶葱芪饮

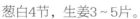

材　料

黄芪15克，紫苏叶15克，葱白4节，生姜3~5片。

烹制方法

❁ 将各物洗净，稍浸泡。

❁ 一起放入锅中，加清水1 000毫升（约4碗水量），武火煮沸后改文火煮30分钟，代茶饮。此为1人量。

功效

祛风散寒，益气固表。

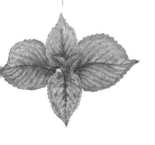

功效

温肺散寒，化痰止咳。

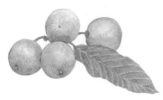

橘红沙参杏仁炖鹧鸪

材　料

鹧鸪1只（约300克），猪瘦肉100克，化橘红5克，北沙参10克，南杏仁10克，北杏仁10克，生姜2～3片，精盐适量。

烹制方法

❀ 将各物洗净，鹧鸪宰杀后，去除内脏，切块，放入沸水中焯水；猪瘦肉切片。

❀ 上述食材一同下炖盅，加清水1 500毫升（约6碗水量），隔水炖2小时，放入适量精盐调味即可。此为2～3人量。

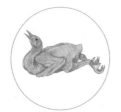

（二）　痰湿壅阻于肺

柚子炖鸡

功效

化痰平喘。

材　料

母鸡半只（约450克），新鲜柚子1/5个，白豆蔻5～10克，生姜2～3片，精盐适量。

烹制方法

❀ 将柚子剥皮，去筋皮，去核，取肉；母鸡洗净、切块，放入沸水中焯水。

❀ 将上述食材一同放入炖盅内，加清水1 500毫升（约6碗水量），隔水炖2小时，放入适量精盐调味即可。此为3～4人量。

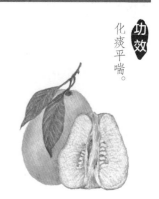

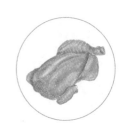

陈皮党参煲牛尾骨

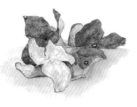

材　料

牛尾骨450克，党参15克，陈皮3~5克，生姜3~4片，精盐适量。

烹制方法

❀ 将各物洗净，牛尾骨切段，放入冷水中稍浸泡，再放入沸水中焯水。

❀ 将切段的牛尾骨、党参、陈皮、生姜一起放入锅中。

❀ 加清水2 000毫升（约8碗水量），武火煮沸后改文火煲2小时，放入适量精盐调味即可。此为2~3人量。

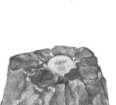

功效
温肺化痰止咳，调脾固肾。

（三）肺肾两虚

黄精枸杞炖鸭肉

材　料

鸭肉350克，黄精15克，板栗100克，枸杞子10克，生姜3~4片，精盐适量。

烹制方法

❀ 将各物洗净，鸭肉切成小块，放入沸水中焯水。

❀ 板栗放入锅中加适量清水煮熟，待凉后剥壳备用。

❀ 上述食材一同下炖盅，加清水1 500毫升（约6碗水量），隔水炖2小时，放入适量精盐调味即可。此为2~3人量。

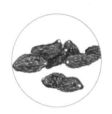

功效
滋补肺肾，益气补虚。

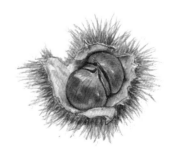

蛤蚧西洋参煲猪脊骨

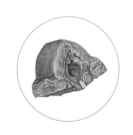

材料

猪脊骨450克，蛤蚧1对，西洋参10克，核桃仁50克，生姜3～4片，精盐适量。

烹制方法

❀ 将各物洗净，稍浸泡，蛤蚧去头足。

❀ 猪脊骨用刀背敲裂，与蛤蚧、西洋参、核桃仁、生姜一起放进锅中。

❀ 加清水2 000毫升（约8碗水量），武火煮沸后改文火煲2小时，放入适量精盐调味即可。此为3～4人量。

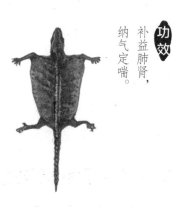

功效

补益肺肾，纳气定喘。

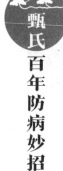

甄氏百年防病妙招

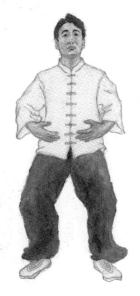

（一）晨练太极拳

太极拳是在传统养生法"导引术"和"吐纳术"的基础上发展起来的独特健身运动。主张"以意导气，以气运身"，是一种具有行功调心作用的锻炼方法。太极拳对于中老年人及慢性病患者而言，能推迟其身体各组织器官结构和功能上的退行性变化，有效地起到健身、疗疾的作用，同时还有延缓衰老的功效。

【二】艾灸疗法

选　　穴　脾俞穴、肾俞穴、丰隆穴。

功　　效　温补肺脾肾。

操作方法

❀ 将点燃的艾条置于离皮肤2~3厘米处，进行熏灸。

❀ 每个穴位灸10~15分钟，1周灸2~3次。

Tips

操作时及时弹灰，以免局部皮肤烫伤。

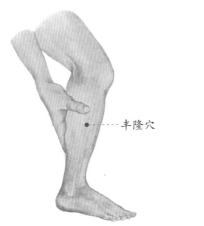

丰隆穴

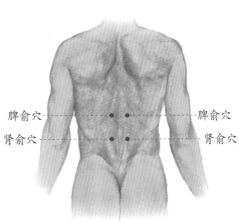

脾俞穴　　　　　脾俞穴

肾俞穴　　　　　肾俞穴

Tips

脾俞穴　位于后背，肚脐对应的是第2腰椎，再往上数3个关节，左右两侧1.5寸（2横指）处。

肾俞穴　位于腰部，肚脐对应的是第2腰椎，左右两侧1.5寸（2横指）处。

丰隆穴　在小腿外侧，屈膝时腘横纹端与外踝间连线的中点，距胫骨前缘2横指。

走出误区

越运动越健康，只有运动才能健康 ✕

　　步入老年，身体的免疫力会有所下降。像慢性阻塞性肺病、肺间质纤维化等这类慢性呼吸系统疾病就容易找上门来。不少患呼吸系统疾病的老人，只要爬爬楼梯，走得快一点就气喘吁吁、胸闷不适，需要休息一段时间才能缓解，许多老年人因此只能避免运动。

　　其实慢性呼吸系统疾病的患者，需要锻炼呼吸，重新恢复肺的功能。因此，运动是有必要的，但是需要循序渐进地增加运动量，不提倡剧烈、大量运动。建议先从太极拳、八段锦等这类和缓的运动开始。

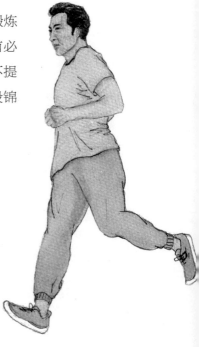

第一章

胸痛失眠心烦躁，解忧减压调护心

山药

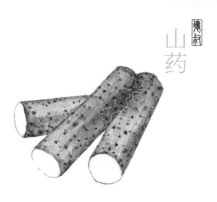

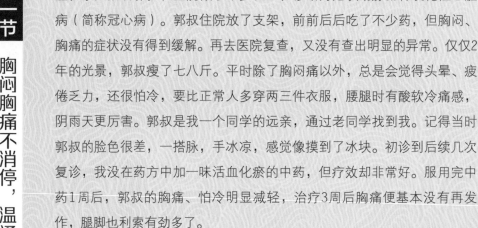

第一节

胸闷胸痛不消停，温通心阳巧助力

2年前63岁的郭叔开始出现胸闷痛，凌晨3点左右或天气寒冷时尤其严重，家人陪着郭叔在医院做了不少检查，诊断为冠状动脉粥样硬化性心脏病（简称冠心病）。郭叔住院放了支架，前前后后吃了不少药，但胸闷、胸痛的症状没有得到缓解。再去医院复查，又没有查出明显的异常。仅仅2年的光景，郭叔瘦了七八斤。平时除了胸闷痛以外，总是会觉得头晕、疲倦乏力，还很怕冷，要比正常人多穿两三件衣服，腰腿时有酸软冷痛感，阴雨天更厉害。郭叔是我一个同学的远亲，通过老同学找到我。记得当时郭叔的脸色很差，一搭脉，手冰凉，感觉像摸到了冰块。初诊到后续几次复诊，我没在药方中加一味活血化瘀的中药，但疗效却非常好。服用完中药1周后，郭叔的胸痛、怕冷明显减轻，治疗3周后胸痛便基本没有再发作，腿脚也利索有劲多了。

像郭叔这种情况，中医称之为胸痹，其实就是由于胸中阳气不足引起的。胸中的阳气就像小太阳一般，温暖着居住在其中的心脏、肺脏，如果这个暖暖的小太阳热力不够了，那么"居民"就会觉得像是过寒冬腊月一般，冻得瑟瑟发抖，心肺的经脉因此痉挛凝塞不通而产生疼痛。胸中阳气的来源主要有两个：一是大自然，凌晨、天气寒冷时分，正是自然界阳气少的时候，人体得不到外界阳气的补足，病情自然就加重；二是肾脏，肾中的阳气是人体阳气的总电站，肾阳不足阳气无法上升至胸中，亦会产生胸痛；肾阳不能温煦腰膝，所以会有腰膝酸冷疼痛、乏力。我认为治疗当以温煦胸中阳气为主，治疗时重在温脾肾，散胸中之寒。对于"痛"的认识很多时候就跟"血瘀"画等号，盲目使用活血化瘀或所谓通血管的药物，不但治不了痛，还会出现其他症状。

德叔对证食疗方

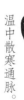	寒凝胸胁	气滞血瘀
胸部症状	胸痛甚，疼痛部位相对固定，遇寒冷天气加重或诱发	胸闷痛，隐痛、胀痛或刺痛，一般生气后加重
身上的各种小信号	手脚冰凉，胸口或后背冷，喜热怕冷等	面色发青或晦暗，口唇紫暗，喜欢叹息，胁肋部胀满等
舌质、舌苔	舌淡，苔白稍腻	舌暗红或有瘀斑

（一）寒凝胸胁

薤白红糖姜枣茶

功效　温中散寒通脉。

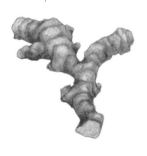

材　料

党参20克，薤白10克，红枣（去核）3～4枚，生姜4～5片，红糖适量。

烹制方法

❀ 将各物洗净，党参、红枣浸泡半小时。

❀ 上述食材放入锅中，加清水1 000毫升（约4碗水量），武火煮沸后改文火煎煮40分钟。

❀ 放入适量红糖再煎煮10分钟便可，代茶饮。此为1～2人量。

当归生姜羊肉汤

材料

羊肉400克，当归10克，黄精15克，生姜3～4片，精盐适量。

烹制方法

❀ 羊肉洗净、切块，放入沸水中焯水。

❀ 上述食材一起放入锅中，加清水1 750毫升（约7碗水量），武火煮沸后改文火炖至羊肉烂熟，放入适量精盐调味即可。此为2～3人量。

功效 温通胸阳，补益气血。

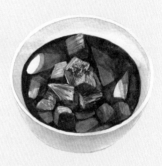

（二）气滞血瘀

丹参龙眼饮

材料

丹参15克，龙眼（鲜品）50克。

烹制方法

❀ 各物洗净，龙眼剥壳备用。

❀ 上述食材一起放入锅中，加清水1 000毫升（约4碗水量），煎煮40分钟，代茶饮。此为1～2人量。

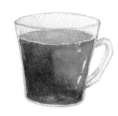

功效 行气活血养血。

田七煲鸡

材　料

母鸡1只（约750克），田七10克，胡椒粉、精盐适量。

烹制方法

❀ 将各物洗净，母鸡切块，放入沸水中焯水。

❀ 上述食材一起放入锅中，加清水2 000毫升（约8碗水量），武火煮沸后文火煲1.5小时，放入适量胡椒粉、精盐调味即可。此为3～4人量。

功效　补气行气，活血化瘀。

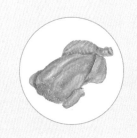

甄氏百年防病妙招

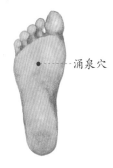

涌泉穴

[一]　中药贴敷

材　料　吴茱萸20克，细辛、肉桂各10克、蜂蜜适量。

选　穴　涌泉穴。

功　效　温经通络，散寒止痛。

操作方法

❀ 将上述药材打粉，放入适量蜂蜜，调成糊状。

❀ 取少量药糊加热后放在纱布上，敷于涌泉穴，待冷却后更换，每次敷10～15分钟，1周2～3次。

Tips

涌泉穴　位于足底，用力弯曲脚趾时，足底前部出现的凹陷处。

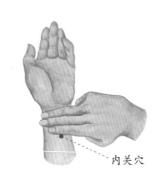

——天泉穴

（二）穴位按摩

组　　成　天泉穴、内关穴、心俞穴、巨阙穴。

功　　效　通络化瘀止痛。

操作方法

🌼 用拇指或示指指腹，置于穴位处按揉，力度要适中。

🌼 每个穴位按揉150～200次，每日1次。

Tips

天泉穴　位于手臂内侧，腋前纹头下2寸（3横指）处。

内关穴　位于前臂，腕横纹上2寸（3横指）处。

心俞穴　在背部，两侧肩胛下角连线与后正中线连线的交点处向上数2个关节，左右两侧旁开1.5寸（2横指）处即是此穴。

巨阙穴　位于腹部，沿正中线距脐6寸（8横指）处。

内关穴

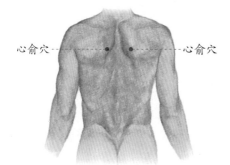

心俞穴┈┈┈　　　┈┈┈心俞穴

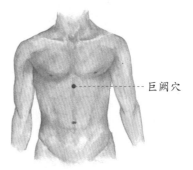

——巨阙穴

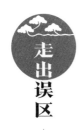

胸痛就是心脏的事儿！ ✗

胸痛原因很多，如急性心肌梗死、急性心包炎、主动脉夹层、肺栓塞等危急重症都可以导致胸痛。因此出现胸痛时，一定要排除这些危急重症，并在医生指导下规范治疗。现代生活压力大、节奏快，很多人平时会出现胸痛的症状，这种胸痛多半是压力过大所致。另外，长期熬夜、心情不舒畅也可能引起胸痛。很多人就会担心是不是心脏出现了什么问题，但其实并不是所有胸痛都与心脏直接相关。像胸部皮肤、骨骼的疾病，如肋软骨炎、带状疱疹等；呼吸系统疾病，如肺炎、慢性阻塞性肺病等；消化系统疾病，如反流性食管炎、食管痉挛等；神经或心理方面疾病，如抑郁症、焦虑等均可以导致胸痛。如果胸痛程度严重，症状持续无好转或反复出现，一定要及时至医院就诊。

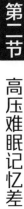

小陈22岁，是个乐观积极的大三学生，正准备考研，经常熬夜看书，困了就喝冰咖啡来提提神。以前身体健康的她，几个月前开始总是犯困，还时不时胃胀。刚开始也没太在意，后来她的睡眠质量越来越差，在床上辗转反侧，服用安眠药也不一定能睡着。好不容易睡着了，睡中还经常做梦，醒来以后也是晕晕沉沉的，脑袋里就像注了铅一样，看书时候边看边忘，有时候最基本的东西也想不起来了。到了白天特别难受，整个人都很疲倦，潮热出汗，经常觉得心烦气躁，喜欢喝冷饮，口淡淡的，总想吃点重口味的，胃口差，总爱打嗝，月经前后经常感觉腰酸、腹痛等不适，最终受不了了就找我看病。经过2周治疗，小陈不再需要服用安眠药助眠，精神好了很多，记忆力也明显改善。

现在学生考试压力越来越大，经常出现失眠、烦躁、焦虑等一系列不适的症状。我认为小陈这种情况，主要是由于备考期间思虑过多，休息过少，伤到了心脾，产生不了足够的气血，导致心神失养；再加饮食不注意，进食过多冰冻饮品，损伤了脾阳。根据五脏之间的关系，脾弱了，肝就旺起来了，进而出现眠差，难入睡，潮热汗出，心烦等症状。小陈这种失眠其实是非常痛苦的。即使服用养心安神的药物，一般疗效也不好。治疗上，我在养心血的基础上，健脾柔肝，从心脾根本出发，兼顾舒达肝气，自然神有所安。

德叔 对证食疗方

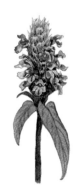	肝气郁结	心虚遇到脾虚
失眠特点	难入睡，甚至彻夜难眠	多梦，易醒
身上的各种小信号	急躁易怒或情绪低落，咽喉不适，眼睛干涩，口苦等	心慌，打不起精神，记忆力不好，口淡，时有头晕等
脸色	脸色青黄或偏红	脸色㿠白或偏黄
大便	大便偏干或先干后软	大便偏烂
舌质、舌苔	舌红，苔偏黄	舌淡，苔薄白

（一）肝气郁结

功效 健脾疏肝理气。

茉莉饮

材　料

茉莉花（干品）10克，夏枯草（干品）5克，白术15克，冰糖适量。

烹制方法

❀ 将各物洗净，放入锅中，加适量清水，煎煮40分钟，放入适量冰糖调味即可，代茶饮。此为1人量，1周2～3次。

功效

清热疏肝，养血安神。

牡蛎肉焖豆腐

材料

牡蛎肉（鲜品）80克，豆腐200克，紫苏梗15克，生姜2～3片、芝麻油、食用油、精盐适量。

烹制方法

❀ 各物洗净，将生姜切丝，豆腐切块备用。

❀ 将紫苏梗放入锅中，加适量清水煎煮15分钟，取汁，加入牡蛎肉，煎煮5分钟后捞出牡蛎肉剁碎备用。

❀ 在锅中倒入适量食用油，待油热后放入生姜丝，炒热后加入牡蛎肉及豆腐，翻炒至肉熟后加入100毫升清水，加入适量芝麻油、精盐调味，盖上锅盖焖煮至收干汤汁即可。此为1～2人量。

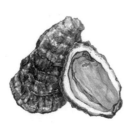

（二）心虚遇到脾虚

圆麦饮

材料

桂圆肉（干品）20克，麦芽15克，莲子（去心）15克，花生30克，冰糖适量。

烹制方法

❀ 将各物洗净，放入锅中，加清水1 000毫升（约4碗水量）。

❀ 煎煮40分钟，放入适量冰糖调味即可，代茶饮。此为1人量。

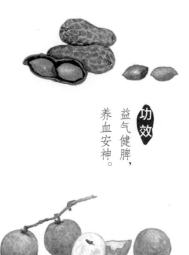

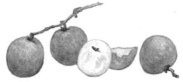

功效

益气健脾，养血安神。

Tips

莲子如何处理？

· 如果是新鲜的莲子，最外面一层通常是莲衣，划破就可以轻松剥掉莲衣了；如果是已经晒干的莲子，莲衣在晒制之前已经去掉了，但需要提前用清水把莲子泡一段时间；然后，用牙签沿着莲子中间的缝隙将莲心挑出即可。

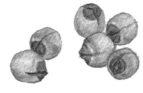

功效

养胃健脾益气。

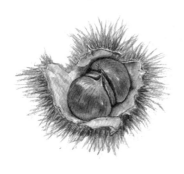

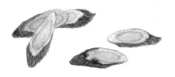

黄芪板栗煲鸡

材　料

母鸡半只（约550克），板栗60克，猴头菇（鲜品）2朵，黄芪10~15克，生姜3~4片，精盐适量。

烹制方法

❀ 将各物洗净，板栗放入锅中加适量清水煮熟，待凉后剥壳。

❀ 猴头菇切成小块儿，放入沸水中煮片刻。

❀ 母鸡切块，放入沸水中焯水。

❀ 将上述食材放入锅中，加入清水1750毫升（约7碗水量），武火煮沸后改文火煲1.5小时，再放入适量精盐调味即可。此为2~3人量。

甄氏百年防病妙招

一 甄氏养心安神操

部　　位　太阳穴、安眠穴、耳轮、颈项部。

功　　效　疏经通络，安神定志。

操作方法

❀ 揉按太阳穴、安眠穴：用拇指或示指指腹，置于穴位处按揉，力度要适中，每个穴位按揉150～200次。

❀ 摩耳轮：以示指贴耳郭内层，拇指贴耳郭外层，不分凹凸高低处，相对捏揉，按揉100~150次。如果发觉痛点、结节或不舒服处，适度多捏揉一会儿。

❀ 捏颈项：做完摩耳轮后，顺势单手按摩颈部肌肉5～10分钟。

Tips

太阳穴　位于头面部，眉梢和外眼角中间向后1横指凹陷处。

安眠穴　位于颈部，耳垂后凹陷与枕骨下凹陷连线的中点。

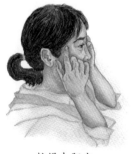

按揉太阳穴

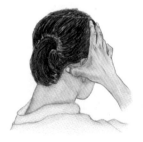

按揉安眠穴

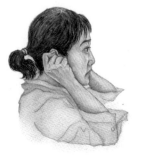

摩耳轮

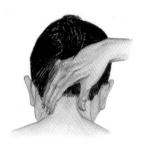

捏颈项

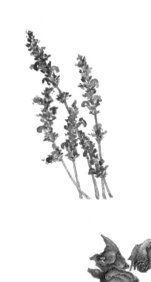

（二）甄氏舒心香囊

材　　料　玫瑰花10克，佛手10克，薰衣草10克。

功　　效　疏肝养心安神。

操作方法

❀ 将上述中药放入防潮袋，再装入香囊，置于床头或随身携带。

❀ 每个月更换内置中药。

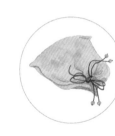 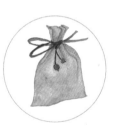

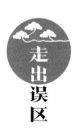

走出误区

考前突击最好伴侣就是咖啡、浓茶 ✗

考试一族多有"开夜车"的习惯，很多学生习惯喝一罐功能饮料或者咖啡、浓茶来提神复习。晚上睡不够，白天精神差又来一杯咖啡、浓茶提神听课，如此恶性循环，实在要不得。夜而不眠耗伤心气，再以咖啡、浓茶让心脾倍受伤害，雪上加霜。必要时饮用咖啡、浓茶提神是可以的，但是像前文中的小陈这种患者，原本心脾两虚兼夹肝气郁滞，加上睡眠不好，养不了肝血，不适合长期饮用咖啡、浓茶来提神，否则不仅没达到考前突击的效果，还会加重种种不适。

第二章

肠胃虚弱须重视，健脾养胃巧用心

冬瓜

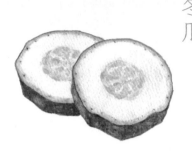

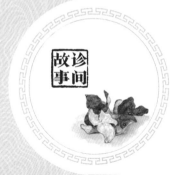

第一节

胃胀嗳气总难平，脾胃罢工让人急

　　80多岁的雷婆婆是个土生土长的广州人，退休后和老伴跟随子女在国外生活。本来身体虚弱又患有糖尿病、高血压病、高脂血症。由于在国外饮食不习惯，就医也不方便，在10年前又和老伴一起回国。可近几年她觉得身体状况越来越差，周身疲倦乏力，吃完东西还总觉得胃胀、反酸、嗳气，看过几家医院，其症状并无明显改善。通过周围邻居的介绍，就来找我看。服用7剂中药后，雷婆婆的胃胀缓解不少，整个人看上去也精神了许多。

　　我一直强调脾胃的重要性，脾胃是人体的后天之本，脾胃气旺，才能将饮食物转化成气血，供人体脏腑利用。像雷婆婆之前在国外生活，饮食的种种差异导致平时进食不规律、营养不均衡，久之损伤了脾胃功能。加之现在已至耄耋之年，体弱多病，脾胃功能愈加减退，饮食稍微不注意老毛病就会再犯。消化不了的食物阻滞胃肠气运，出现胃胀满不适；脾胃虚弱致使气机升降失常，胃气上逆故见嗳气。我在治疗上，除消食滞、降胃气外，更注重鼓舞脾胃之气，使脾胃复而健运。

扫码看视频
德叔详讲解

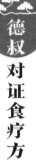

德叔对证食疗方

	肝气肝火侵犯了胃	脾胃虚弱
脾胃发出的信号	容易嗳气，打嗝，反酸，随着情绪波动加重	饭后嗳腐吞酸，腹胀，口淡
身上的各种小信号	时有胁肋胀痛，脾气大，易怒，或闷闷不乐，眼睛干涩等	疲倦乏力，记忆力差，容易口腔溃疡，大便烂或酸臭等
舌质、舌苔	舌偏红，苔薄黄或黄腻	舌淡、舌边有齿印，苔薄白

功效

疏肝健脾理气。

【一】肝气肝火侵犯了胃

素馨花陈皮饮

材　料

素馨花10克，陈皮5克。

烹制方法

❀ 将上述药材，放入锅中，加入清水1000毫升（约4碗水量），煎煮约30分钟，代茶饮。此为1人量。

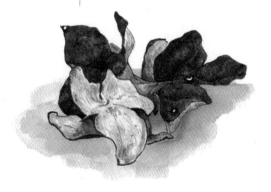

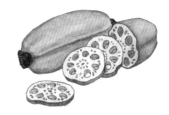

苏梗砂仁煲瘦肉

材　料

猪瘦肉400克，莲藕80克，紫苏梗10克，砂仁3克，精盐适量。

烹制方法

❀ 将各物洗净，莲藕削皮切块备用，猪瘦肉切片备用。

❀ 紫苏梗放入纱袋中，砂仁打碎备用。

❀ 将猪瘦肉、莲藕、紫苏梗放入锅中，加清水1 750毫升（约7碗水量），武火煮沸后改为文火煲1.5小时，再放入打碎好的砂仁，煎煮15分钟，最后放入适量精盐调味即可。此为2～3人量。

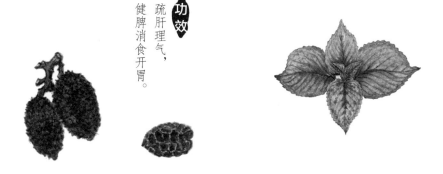

功效 疏肝理气，健脾消食开胃。

Tips

　　砂仁为岭南道地药材，具有健脾理气开胃之效，曹雪芹在《红楼梦》第六十三回中，描写了尤二姐饭后咀嚼砂仁，贾蓉进门后与她抢着吃的场景。说明当时，民间把它当作调胃、养胃、助消化的保健食物，不仅可以药用，还可以用来煲汤、炖肉、煮粥，甚至作为零食。

【二】脾胃虚弱

南瓜山药燕麦陈皮粥

功效

健脾益气，消食和胃。

材　料

燕麦150克，南瓜100克，山药（鲜品）80克，陈皮5克，麦芽20克，精盐适量。

烹制方法

❀ 将各物洗净，南瓜、山药削皮后切片。

❀ 陈皮、麦芽放入锅中，加水煎煮40分钟，取汁备用。

❀ 药汁与山药、南瓜一起放入锅中，加适量清水煎煮20分钟。

❀ 放入燕麦，用文火熬15分钟（期间适当搅动，防止煮焦），放入适量精盐调味即可。此为2～3人量。

虫草花高良姜煲鸡

功效

温中健脾理气。

材　料

母鸡半只（约450克），虫草花（干品）20克，高良姜5克，生姜2～3片，精盐适量。

烹制方法

❀ 将各物洗净，虫草花温水泡开备用。

❀ 母鸡切块，放入沸水中焯水。

❀ 上述食材放入锅中，加入清水1 750毫升（约7碗水量），武火煮沸后改文火煲1.5小时，放入适量精盐调味即可。此为2～3人量。

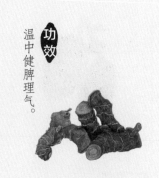

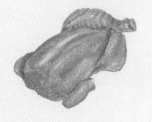

甄氏百年防病妙招

【一】 穴位按摩

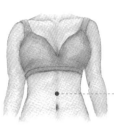

建里穴

选　　穴　膈俞穴、胃俞穴、建里穴。

功　　效　和胃健脾。

操作方法

❀ 用拇指或示指指腹，置于穴位处按揉，力度要适中。

❀ 每个穴位按揉150～200次，每日1次。

Tips

膈俞穴　位于后背，低头在颈部摸骨头最凸起的地方（大椎穴）往下数7个关节，左右两侧1.5寸（2横指）处。

胃俞穴　位于后背，肚脐对应的是第2腰椎，再往上数2个关节，左右两侧1.5寸（2横指）处。

建里穴　在腹部，前正中线上，脐上3寸处（4横指）。

膈俞穴---　　---膈俞穴

胃俞穴---　　---胃俞穴

【二】 中药外敷

材　　料　艾绒5克，陈皮5克，砂仁5克，蜂蜜适量。

选　　穴　神阙穴（即肚脐）。

功　　效　温中散寒止痛。

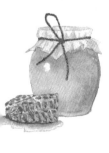

操作方法

❀ 将陈皮、砂仁打粉，与艾绒混匀，放入适量蜂蜜，调成糊状。

❀ 取少量药糊加热后放在纱布上，敷于神阙穴，待冷却后更换，每次敷10～15分钟，1周2～3次。

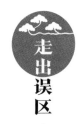

走出误区

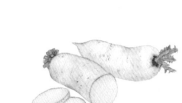

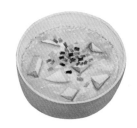

（一）因为喝粥养胃，所以平常饮食多喝粥会健康 ✗

实际上只有脾胃虚弱的患者喝粥才养胃。因为脾胃虚弱不能运化大量难以消化的食物，因此喝点相对容易吸收的粥，是补充营养的好方法。但是大部分人还是需要通过正常饮食来摄取足够的营养。我们的脾胃功能，常常会受到种种因素的影响，例如饮食不当或者思虑过度，但要是整天喝粥，脾胃就会偷懒。像雷婆婆这类患者，更不能让脾胃闲着，只有通过正常饮食，让脾胃有事儿做，才能更快地恢复健康。

（二）只要多吃水果、蔬菜、五谷杂粮就是健康之道 ✗

很多人认为清淡饮食是健康之道，多吃水果、蔬菜及五谷杂粮等同于健康，其实这些都是不健康的饮食习惯。大多数蔬菜、水果偏寒凉，大量食用后会损伤脾胃阳气。此外五谷杂粮虽然含有很多营养成分，但是针对脾胃薄弱者而言不宜大量食用。五谷杂粮摄入过多，人体不但不容易消化，反而会增加脾胃的负担，且现代人多以脑力劳动为主，脾土薄弱为底，所以，水果、蔬菜、鱼、肉、蛋类要均衡食入才是关键。

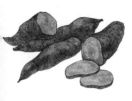

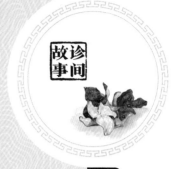

小王是一名20岁的男学生，平日里比其他人要怕冷一些。之前同学聚会，同大伙儿一起胡吃海喝了一顿，回到宿舍其他同学都倒头大睡，他一个人却开始不停跑厕所，光一个晚上就拉了十几遍。本以为吃的东西拉光光就会好了，可是一连拉了两天了，却还是不见止。起初大便还有些暗黄色东西，到后来都是水样的，拉到讲话都快没有力气了，被舍友扶着来找我。服用2剂中药后，腹泻次数明显减少，然后又在门诊治疗了2周，腹泻痊愈，至今1年多未再复发。

当我看到小王时，第一眼就知道肯定是脾胃不好，脸色青黄青黄的，一搭脉，发现手冰凉冰凉的。按理来说，小王这类年轻人不应该出现这些情况。其实现在很多老百姓都知道，肠胃的问题多与脾胃不好相关，那么脾胃不好怎么会导致这种腹泻呢？我们每天吃进去的食物，喝进去的水，首先进入胃中，通过胃的磨化和腐熟作用后，转变成食糜，经过脾气的推动和激发，将食糜分为清、浊两部分，再送入小肠，在小肠中进一步消化，清者为水谷精微和津液，被人体吸收利用，浊者为食物残渣和部分水液，由小肠分别清浊的作用，分别从小便和大便排出。在小王的治疗上，我以砂仁、陈皮等温中健脾化湿之品为主，后2次调治，加大温补后天脾土之力，其疗效显著。

扫码看视频
德叔详讲解

出现腹泻不要盲目止泻，盲目服用消炎药。很多时候吃错了、吃杂了、吃撑了都会腹泻，要分清是寒湿、湿热，还是食滞。一到夏天的时候腹泻多见。夏天像广东地区气候炎热潮湿，最多见的也就是暑湿泻，这时候我们家里就要备藿香、荷叶等，一有腹泻，可以煮点藿香、荷叶水来喝，既可以解暑湿，又可以起到止泻作用。

德叔对证食疗方

	脾胃受到寒湿	脾胃软弱无力
腹泻特点	大便清稀，或如水样	大便烂或大便黏腻，夹有酸臭味
身上的各种小信号	腹痛，肠鸣，怕冷，喜欢喝热饮	腹胀，腹部隐痛，胃口差
舌质、舌苔	舌淡红，苔薄白	舌淡、舌边有齿印，苔薄白或白厚

（一） 脾胃受到寒湿

香麻小面

功效
温中散寒止泻。

材料

手工面1人份，花椒5克，生姜2～4片，青菜、大蒜、芝麻油、精盐适量。

烹制方法

❀ 将锅烧热，放入少许芝麻油，轻炸花椒至麻香味出。

❀ 在锅中加入清水750毫升（约3碗水量），放入手工面煮至半熟。

❀ 生姜、大蒜拍碎后，与青菜同放入锅中煮至面全熟，放入适量精盐调味即可。此为1人量。

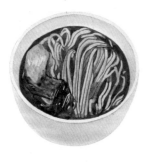

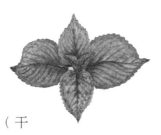

苏叶茶蛋

功效
解表散寒，
温中止泻。

材　料

紫苏梗（干品）15克，紫苏叶（干品）20克，红茶10克，鸡蛋3~5个，酱油、精盐适量。

烹制方法

❀ 先用水将鸡蛋煮熟，捞出剥壳。

❀ 紫苏梗和紫苏叶稍浸泡。

❀ 将上述食材与精盐、酱油一起放入锅中煎煮40分钟调味即可。此为2~3人量。

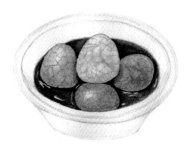

（二）脾胃软弱无力

鸡子黄粥

功效
健脾止泻。

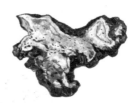

材　料

熟鸡蛋黄2枚，大米100克，小米30克，炒白术15克，精盐适量。

烹制方法

❀ 将各物洗净，炒白术放入锅中煎煮40分钟，取汁备用。

❀ 将鸡蛋黄捣碎后，与淘洗干净的小米、大米同放入锅中。

❀ 加适量清水及药汁，武火煮沸后改文火煮至粥成，放入适量精盐调味即可。此为1~2人量。

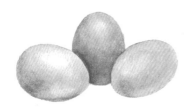

功效 健脾和中，涩肠止泻。

石榴皮煲鲫鱼
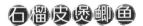

材　　料

鲫鱼1条（约350克），石榴皮（干品）10克，
生姜3~4片，胡椒粉、食用油、精盐适量。

烹制方法

❀ 将各物洗净备用。

❀ 鲫鱼宰杀、去肠杂，洗净；锅加热放入食用油，将鲫鱼煎至两面微
　黄。

❀ 与生姜、石榴皮一起放入煲中。

❀ 加清水1 750毫升（约7碗水量），武火煮沸后改文火煲1.5小时，放入
　适量胡椒粉、精盐调味即可。此为2~3人量。

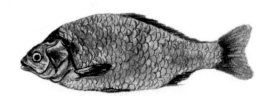

Tips

　　胡椒具有温中散寒、祛湿化浊、下气消痰的功效。我们现在一般食
用的胡椒为白胡椒。白胡椒的药用价值比较高，有散寒、健胃的功能。
黑胡椒的辣味比白胡椒更浓烈，有去腥味的作用，多用于烹制内脏、海
鲜类菜肴。

甄氏百年防病妙招

一　中药贴敷

材　　料　白胡椒5克，吴茱萸3克，米醋适量。

选　　穴　神阙穴（即肚脐）。

功　　效　温中散寒暖胃。

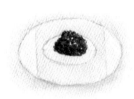

操作方法

❀ 将上述药材打粉，放入适量米醋，调成糊状。

❀ 取少量药糊加热后放在纱布上，敷于神阙穴，待冷却后更换，每次敷10~15分钟，1周2~3次。

Tips

　　3岁以下婴幼儿不适合此方法，因为婴幼儿皮肤较为敏感，容易出现过敏或破损。

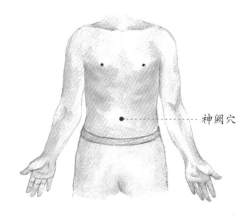

神阙穴

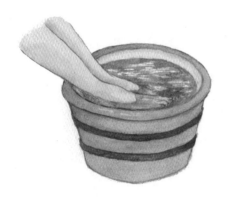

（二） 中药沐足

材　　料　石榴皮30克，炒苍术30克，藿香20克。

功　　效　健脾止泻，化湿和中。

操作方法

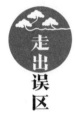

✿ 将上述药材放入锅中，加入适量清水煎煮30～40分钟。

✿ 取药汁倒入泡脚盆中，待温时（水温45℃左右为宜）开始泡脚，每天10～15分钟，1周4～5次。

走出误区

腹泻=肠炎，要吃消炎药 ✗

　　腹泻的原因很多，不同类型的腹泻需要对证治疗，如吃多了会出现伤食腹泻，脾胃虚弱了会出现脾虚腹泻，寒湿、暑湿困在胃肠也会分别引起寒湿腹泻、暑湿腹泻，对证治疗是治腹泻的关键，并不是所有腹泻都要吃消炎药。

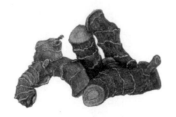

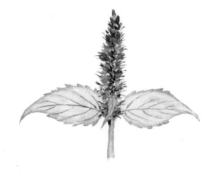

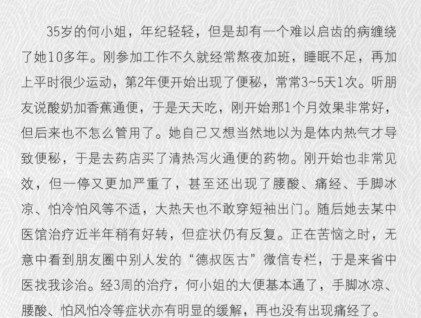

35岁的何小姐，年纪轻轻，但是却有一个难以启齿的病缠绕了她10多年。刚参加工作不久就经常熬夜加班，睡眠不足，再加上平时很少运动，第2年便开始出现了便秘，常常3~5天1次。听朋友说酸奶加香蕉通便，于是天天吃，刚开始那1个月效果非常好，但后来也不怎么管用了。她自己又想当然地以为是体内热气才导致便秘，于是去药店买了清热泻火通便的药物。刚开始也非常见效，但一停又更加严重了，甚至还出现了腰酸、痛经、手脚冰凉、怕冷怕风等不适，大热天也不敢穿短袖出门。随后她去某中医馆治疗近半年稍有好转，但症状仍有反复。正在苦恼之时，无意中看到朋友圈中别人发的"德叔医古"微信专栏，于是来省中医找我诊治。经3周的治疗，何小姐的大便基本通了，手脚冰凉、腰酸、怕风怕冷等症状亦有明显的缓解，再也没有出现痛经了。

随着现代人生活习惯的改变，如熬夜、饮食寒凉、久坐等，便秘已经变得越来越多见了。大多数人认为"便秘＝热气"，其实不然，便秘是有虚实之分的。像何小姐这类便秘，往往是因虚而致，再加上长期滥用寒凉之品，虽然短期能改善便秘的症状，但也耗损了脾胃的阳气。阳气不足则阴寒凝结，出现痛经、怕风怕冷等症状；气虚则大肠传送无力而便秘。我在治疗何小姐的便秘时，几乎没有用泻热通便的药物，而主要以补气健脾温肾为主。

扫码看视频
德叔详讲解

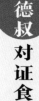

德叔对证食疗方

	实秘	虚秘
大便	大便干硬，或羊屎状	有便意，但难解出
身上的各种小信号	腹痛腹胀，胃口不错，很容易饿，口干，烦躁	打不起精神，怕冷，胃口差，或伴有夜尿
舌质、舌苔	舌红，苔薄黄或黄腻	舌淡、舌边有齿印，苔薄白

一　实秘

土津清胃饮

材　料

绿豆50克，青橄榄2～4枚，橙子半个，竹叶5克。

烹制方法

* 将各物洗净，绿豆用凉水浸泡1小时，橙子带皮切片。

* 上述食材一同放入锅中，加清水750毫升（约3碗水量），煎煮1小时，代茶饮。此为1人量。

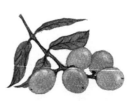

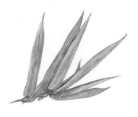

功效

清胃除烦，润肠通便。

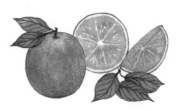

玄参麦冬茶

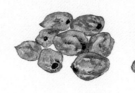

材　料

玄参10克，麦冬10克，火麻仁20克，蜂蜜适量。

烹制方法

❀ 将各物洗净，放入锅中。

❀ 加清水750毫升（约3碗水量），煎煮40分钟，待温时放入适量蜂蜜即可，代茶饮。此为1人量。

功效 清热滋阴，润肠通便。

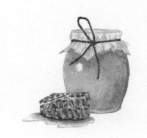

Tips

脾胃虚寒而出现腹胀、胃口差、口淡、大便烂等症状时，不宜长期饮用此茶饮。

（二）虚秘

三仁粥

材　料

大米150克，香菇（鲜品）1～2朵，黑芝麻15克，核桃仁、桃仁、南杏仁各20克，蜂蜜适量。

烹制方法

❀ 各物洗净，将黑芝麻、核桃仁、桃仁、南杏仁混合碾碎，香菇切片，放入沸水中煮片刻备用。

❀ 上述食材与淘净后大米一同放入锅中，加适量清水，武火煮沸后改文火煮至粥成。待粥变温后放入适量蜂蜜调味即可。此为1～2人量。

功效 益气补血，润肠通便。

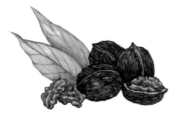

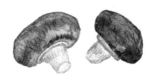

Tips

　　黑芝麻始载于《神农本草经》："补五脏，益力气，长肌肉，填脑髓。久服轻身不老。"中国药典记载黑芝麻性平、味甘，有补肝肾、益精血、润肠燥的功效。据现代研究表明，黑芝麻不仅能润肠通便，还能养颜润肤，抗氧化延缓衰老，保护肝脏。

黄芪苁蓉煲鸡

材　　料

母鸡1只（约750克），黄芪20克，肉苁蓉20克，精盐适量。

烹制方法

❀ 各物洗净，母鸡切块，放入沸水中焯水。

❀ 上述食材一同放入锅中，加清水2 000毫升（约8碗水量），武火煮沸后改文火煲1.5小时，放入适量精盐调味即可。此为3~4人量。

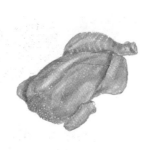

功效

健脾益气通便。

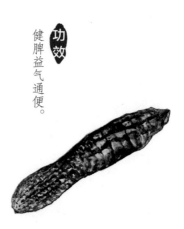

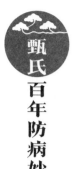

甄氏百年防病妙招

【一】穴位按摩

选　穴　天枢穴、支沟穴。

功　效　润肠通便。

操作方法

❀ 用拇指或示指指腹，置于穴位处按揉，力度要适中。

❀ 每个穴位按揉150～200次，每日1次。

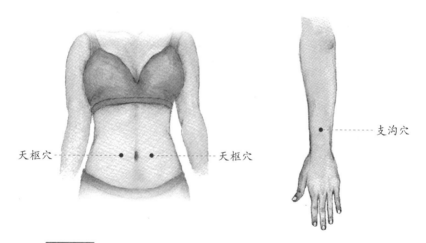

天枢穴　天枢穴　支沟穴

Tips

天枢穴　位于腹部，肚脐旁开2寸（3横指）处，左右两侧各一。

支沟穴　位于前臂背侧，手腕关节上3寸（4横指）处。

【二】隔姜灸

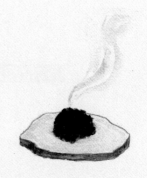

材　料　生姜，艾绒适量。

选　穴　至阳穴、脾俞穴、胃俞穴。

功　效　温中散寒。

具体方法

❀ 将生姜切成直径约3厘米，厚度约0.3
厘米的薄片。

❀ 将切好的姜片用缝衣针刺几个小
孔。

❀ 把姜片置于穴位上，艾绒捏成柱
状，放在姜片上，点燃艾绒，待艾
绒烧尽即可。每周2次。

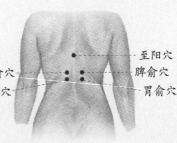

Tips

脾俞穴　在背部，脊柱两侧，肚脐对应的是第2腰椎，向上再摸3个
　　　　关节，旁开2横指（1.5寸处），左右两侧各一。

胃俞穴　脾俞穴向下数1个关节。

至阳穴　在背部，在脊柱上，第7胸椎棘突下凹陷中（两肩胛骨最
　　　　下端连线与后正中线的交点就是第7胸椎）。

（三）　中药沐足

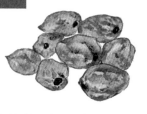

材　　料　艾叶20克，火麻仁40克。

功　　效　温中散寒通便。

操作方法

❀ 将上述药材放入锅中，加入适量清水煎煮30～40分钟。

❀ 取药汁倒入泡脚盆中，待温时（水温45℃左右为宜）开始泡脚，
每天10～15分钟，1周4～5次。

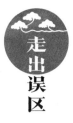

走出误区

认准水果、蔬菜就是通便的好帮手 ✗

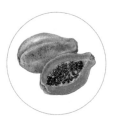

　　许多人认为多吃蔬菜、水果可以帮助通
便，有些水果如火龙果、香蕉，的确有通便的
作用，但中医认为不同类型的便秘，治疗方案
也不同，很多蔬菜、水果偏寒凉，对实热引起
的便秘有一定的效果，但针对像何女士这种阳
气虚导致的便秘，吃过多蔬菜、水果，不仅不
利于治疗便秘，而且会损伤脾阳，甚至还会加
重便秘。

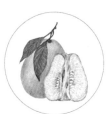

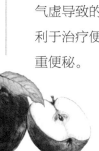

第四章 ————

难言之隐挥不去，调脾温肾解烦忧

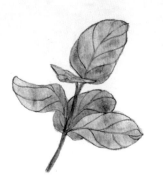

金钱草

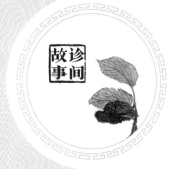

53岁郑姨近1年来反反复复出现尿频、尿急、尿痛，一天到晚总往厕所跑，整个人没什么精神，昏昏沉沉的，晚上更是睡不着觉。郑姨图方便自行买药口服，服药时症状多能缓解，但过不了几天，这些不适便又再次出现。苦闷不堪的她经朋友的介绍找到了我。一坐下来，我发现她面色㿠白，眼袋厚重，少许驼背，猜想其必有气虚的底子。仔细询问郑姨有何不适，郑姨回答时声音有气无力："尿频、尿急、排小便时经常有灼热感，有时候还很痛，大便容易黏厕所，睡眠不好，这段时间还总是觉得好累好累。"经过几天的治疗，郑姨的尿频、尿急、尿痛便明显缓解，睡眠也好了起来，精神十足。

我认为郑姨的尿路感染反反复复，纠缠不清的根本原因就是阳气不足，尤其是肾阳、脾阳。中医认为肾和膀胱关系密切，膀胱贮藏尿液，它之所以能顺利排泄小便，主要取决于肾气的盛衰，而郑姨阳虚日久，肾失去封藏，影响膀胱气化，就会出现尿频、尿急、尿痛、尿道有灼热感等症状。加上郑姨饮食不当，脾阳受损而出现睡眠不足、疲倦乏力等不适。在治疗郑姨的疾病时要是单纯清热利湿，可能短期会有些效果，但容易反复。所以我在治疗时，标本兼治，在固肾健脾的基础上，稍稍清热，取得了很好的疗效。

扫码看视频
德叔详讲解

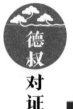

德叔支招

　　尿路感染的症状有尿频，尿急，尿道经常有灼热感，排尿不畅，伴有小腹疼痛，腰酸或腰痛等。尿路感染为常见疾病，平时我们稍微注意一下，还是很好预防的。首先我们可以适当增加饮水量，保持小便通畅，因为尿液不仅可以排出"毒素"，还可以冲刷尿道，帮助清除寄居在尿道口的细菌，不给细菌可乘之机。但是中老年人或产妇及脾胃偏虚寒的人，不太适合喝太多的水，正常饮水情况下，以红茶或熟普洱或陈皮水等温性饮品为首选。此外，要注意个人卫生，衣着宽松，勤换内裤，一般以纯棉透气性较好的内裤为首选，决不能让内裤成为细菌的温床。同时，工作时不要久坐，每隔1个小时就要起身活动。"久坐工作族"外阴局部会长时间处于潮湿闷热状态，使细菌繁殖加快。

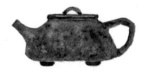

德叔对证食疗方

	湿热下注	脾肾两虚
泌尿系统症状	小便后尿道灼热，或小便时尿道疼痛，尿频尿急，小便短赤，或有下腹部疼痛或坠胀感	小便清长，尿频（夜晚尤甚），或出现遗尿
身上的各种小信号	烦闷，或有腹泻，大便臭秽偏烂，男性可有阴囊潮湿，女性可有白带黄稠、腥臭等	面色㿠白，头晕，打不起精神，腰酸、腰痛，怕冷，大便烂等
舌质、舌苔	舌质偏红，苔黄腻	舌淡，舌边有齿印

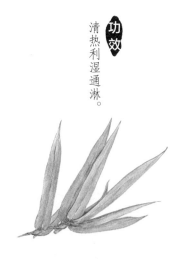

功效

清热利湿通淋。

（一）　湿热下注

车前草竹叶饮

材　料

车前草（鲜品）30克，竹叶（干品）15克。

烹制方法

❀ 将各物洗净，放入锅中。

❀ 加清水750毫升（约3碗水量）煎煮30分钟，代茶饮。此为1人量。

冬瓜薏苡仁赤小豆煲鲫鱼

材　料

鲫鱼2条（约700克），冬瓜100克，薏苡仁20克，赤小豆15克，陈皮5克，生姜3～4片，食用油、精盐适量。

烹制方法

❀ 将各物洗净，冬瓜削皮，切成小块备用，赤小豆、薏苡仁放入水中，稍浸泡。

❀ 鲫鱼宰净，去鱼鳞、肠杂，置油锅慢火煎至两边微黄，铲起。

❀ 将上述食材一起放入锅中，加清水2 000毫升（约8碗水量），武火沸后改文火煲2小时，放入适量精盐调味便可。此为3～4人量。

功效

健脾渗湿利尿。

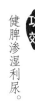

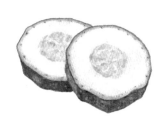

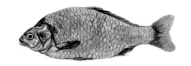

（二）脾肾两虚

双子煲鸡

功效

清热利尿，
温补脾肾。

材　料

老母鸡半只（约450克），车前子10克，菟丝子10克，胡椒粉、精盐适量。

烹制方法

❀ 将各物洗净，车前子、菟丝子纱布包好备用；鸡肉切块，放入沸水中焯水。

❀ 上述食材放入锅中，加清水2 000毫升（约8碗水量），武火煮沸后改文火煲1.5小时，放入适量胡椒粉、精盐调味即可。此为2～3人量。

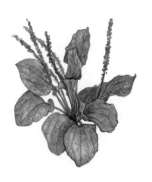

功效

健脾祛湿温肾。

山药眉豆红枣粥

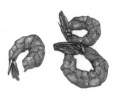

材　料

大米150克，山药（鲜品）80克，白眉豆50克，虾仁50克，红枣（去核）2～3枚，精盐适量。

烹制方法

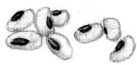

❀ 将各物洗净，白眉豆放入锅中，加适量清水浸泡约2小时；山药削皮，切块备用。

❀ 上述食材一起放入锅中，加适量清水，武火煮沸后改文火煮至粥成，放入适量精盐调味即可。此为1～2人量。

甄氏百年防病妙招

【一】隔姜灸

材　　料　生姜、艾绒。

选　　穴　神阙穴、气海穴、中极穴。

功　　效　温阳补气。

操作方法

❀ 将生姜切成直径约3厘米，厚度约0.3厘米的薄片。

❀ 将切好的姜片用缝衣针刺几个小孔。

❀ 把姜片置于穴位上，艾绒捏成柱状，放在姜片上，点
　 燃艾绒，待艾绒烧尽即可。每周2次。

Tips

神阙穴　即肚脐。

气海穴　位于下腹部，肚脐下1.5寸（2横指）处。

中极穴　位于下腹部，肚脐下4寸（5横指）处。

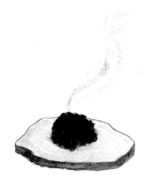

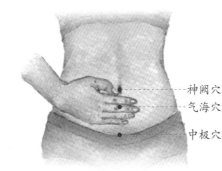

神阙穴
气海穴

中极穴

Tips

姜片的厚度因人因穴位而异，艾绒纯度越高，火力越温和，姜片厚度可以越薄；纯度低，火力燥热，就应当厚一点。

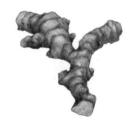

（二）中药贴敷

材　　料　吴茱萸20克，米醋适量。

选　　穴　志室穴、命门穴。

功　　效　温经散寒止痛。

操作方法

❀ 将上述药材打粉，放入适量米醋，调成糊状。

❀ 取少量药糊加热后放在纱布上，敷于志室穴、命门穴处，待冷却后更换，每次敷10～15分钟，1周2～3次。

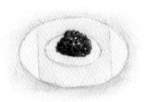

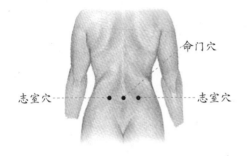

命门穴

志室穴　　　　　　志室穴

Tips

志室穴　位于腰部，肚脐对应的是第2腰椎，左右两侧3寸（4横指）处。

命门穴　位于腰部，脊柱上，正好对应前面的肚脐。

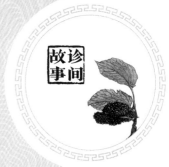

第二节

肾石扰乱男人心，德叔助你排石头

小冯今年26岁，是一名医学研究生。上周末回家突然出现腰腹部疼痛剧烈，就诊于当地医院急诊科，诊断为肾结石。他在当地经医院碎石治疗后，石头排得不顺利，疼痛难忍，坐立不安已近1周，期间还因碎石治疗后小石头堵塞尿道，多次于急诊就诊。他无奈之下，过来找我看病。一进门我就看到小冯面色㿠白，坐立不安，皱着眉头，一脸痛苦，仔细询问病情，得知他腰痛、腹痛、排尿不畅，时有中断，再看舌头，舌质淡暗，一搭脉发现脉是弦细的。服用3剂药后，疼痛即止，小冯再到碎石科复查，输尿管停滞的小石头已排出。

肾结石是两广地区的多发病，发作时严重影响正常生活作息，即使在体外冲击波碎石后，排石过程也免不了肾绞痛，甚则小石头堵塞尿道而引起尿路感染，严重者还会引起肾功能损害。小冯的肾结石主要是因为湿热之邪往下走，走到膀胱，堆积在下面日久便产生了火，火又煎熬水液，伤到了阴，日积月累，聚而成砂石。这些砂石又阻塞在尿液排出的道路上，所以排尿不畅，时有中断等。我认为治疗肾结石不仅局限于利尿排石，而更要行气化瘀通络，佐以补气健脾。

扫码看视频
德叔详讲解

肾结石到底有多痛?

关于肾结石的痛,曾经有一个患者这么形容过——"它不痛,万物和谐生活静好;它一痛,世界崩塌只想跳楼!"也许对于肾结石缺乏感受的你会觉得有几分夸张,但如果你见过一个前一秒还威武雄壮的汉子突然捂腹满地打滚的样子,那你对于肾结石的痛应该就能有那么一丢丢的理解了。

德叔支招

我经常跟患有肾结石的患者说,肾结石呢,日常调护要做好!如今生活节奏快,工作压力比较大,很多职场年轻人,有一种习惯——"憋尿"。其实憋尿时间久了,有可能会在肾里面长出石头。肾结石与缺水有关,多喝水可预防结石,也可以有利于排出小结石,降低尿石的饱和度。所以患有肾结石的人,平时要适当多饮水,但不要盲目饮用过多,一般成人一天饮水量达到2 500毫升。记住是喝水不是喝饮料,饮料喝多了很可能诱发肾结石。

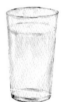

德叔对证食疗方

	膀胱湿热	脾肾两虚
泌尿系统症状	尿频、尿急、尿痛,排尿烧灼感	尿频,夜尿多,排尿时有隐痛感
腰腹部症状	腰腹部疼痛难忍	腰酸、腰痛、腹胀
身上的各种小信号	四肢困重,大便黏腻,口干口苦等	怕风怕冷,疲倦乏力,胃纳差,耳鸣,大便烂等
舌质、舌苔	舌红,苔黄腻	舌淡、舌边有齿印,苔薄白

（一）膀胱湿热

玉米须金钱草茶

材　料

玉米须（干品）15克，金钱草（干品）10克。

烹制方法

❀ 将各物洗净，放入锅中，加适量清水，煎煮30分钟，代茶饮。此为1人量。

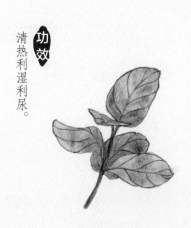

清热利湿利尿。

功效

冬瓜车前草煲鲤鱼

材　料

鲤鱼1条（约1 000克），冬瓜100克，车前草（干品）20克，生姜3～4片，食用油、精盐适量。

烹制方法

❀ 将各物洗净，冬瓜削皮，切成小块。

❀ 车前草放入锅中，加适量清水，煎煮30分钟，取汁备用。

❀ 鲤鱼宰净，去肠杂，切大块，置油锅慢火煎至两面微黄。

❀ 与冬瓜、生姜、车前草汁一起放入锅中，加清水2 000毫升（约8碗水量），武火煮沸后改文火煲1.5小时，放入适量精盐调味即可。此为4～5人量。

清热利尿。

功效

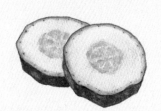

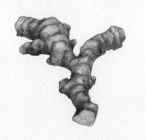

（二）脾肾两虚

党参茯苓煲鸡

材　料

乌骨鸡1只（约750克），党参15克，茯苓20克，薏苡仁20克，生姜3~5片，精盐适量。

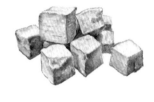

烹制方法

❀ 将乌骨鸡宰杀后，去内脏，洗净切块，放入沸水中焯水。

❀ 党参、茯苓、薏苡仁放入锅中，加适量清水，煎煮30分钟，取汁备用。

❀ 鸡块、生姜、药汁一起放入锅中，加清水1500毫升（约6碗水量）。

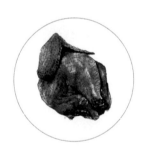

❀ 武火煮沸后改文火煲1.5小时，放入适量精盐调味即可。此为3~4人量。

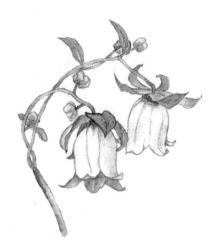

功效　健脾补气，固肾利尿。

甄氏百年防病妙招

（一）穴位按摩

选　　穴　中极穴、关元穴、大横穴、腹结穴、肾俞穴。

功　　效　行气止痛。

操作方法

❀ 用拇指或示指指腹，置于穴位处按揉，力度要适中。

❀ 每个穴位按揉150～200次，每日1次。

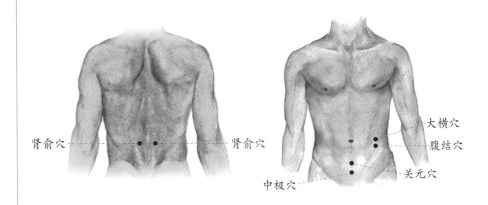

肾俞穴　　　　肾俞穴　　　　大横穴
　　　　　　　　　　　　　　　腹结穴
　　　　　　　　　　　　　　　关元穴
　　　　　　中极穴

Tips

中极穴　位于下腹部，肚脐下4寸（5横指）处。

关元穴　位于下腹部，肚脐下3寸（4横指）处。

大横穴　位于腹部，肚脐旁开4寸（5横指）处，左右各一。

腹结穴　位于下腹部，大横穴下1.3寸（1拇指宽）处，左右各一。

肾俞穴　位于腰部，肚脐对应的是第2腰椎，旁开1.5寸（2横指），左右各一。

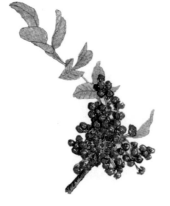

（二） 中药沐足

材　　料　艾叶30克、花椒10克、淫羊藿30克。

功　　效　温经散寒，通络止痛。

操作方法

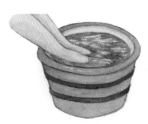

❀ 将上述药材放入锅中，加入适量清水煎煮30～40分钟。

❀ 取药汁倒入泡脚盆中，待温时（水温45℃左右为宜）开始泡脚，每天10～15分钟，1周4～5次。

走出误区

肾结石就是男人专属 ✗

其实不少女性也会有肾结石，只不过男性肾结石患者比女性多见而已，那么我来给大家讲讲，肾结石为什么偏偏喜欢上男性呢？

·雄激素促肾结石：相对女性而言，男性拥有更多的雄激素，而有研究显示雄激素的多少与肾结石的发病概率是正相关。

·男性更容易缺水：前面有提到，缺水与肾结石关系密切，而在生活中，男性活动量大容易出汗，水分流失快，排尿量比较少，还不注意及时补水，更容易导致尿石堆积。

·输尿管不一样：由于身体结构上的差异，相对女性而言，男性的输尿管更弯曲，会影响尿液的流速，从而增加患肾结石的风险。

第五章 ——

腰腿膝盖关节痛，德叔妙招止痹痛

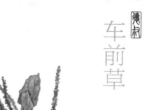

车前草

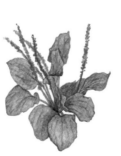

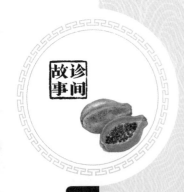

第一节

膝关节痛难忍受，祛祛表邪滋肝肾

　　年过六旬的老姜头，年轻时身强力壮，几乎都没怎么生过病，可没想到这一上年纪各种问题都来了，尤其是最近2年饱受膝关节疼痛的折磨。刚开始犯病时他没怎么在意，自己在药店买药外敷就能缓解。可最近1年疼痛频繁发作，膝关节不仅肿胀不适，伸都伸不直，有时疼起来路都走不了几步。前后跑了好几家医院，吃了好多药，口服的、外敷的，消炎镇痛、活血化瘀类药物，可遗憾的是他的关节疼痛改善并不明显。后来，他经过老同事介绍，就来找我看病。服用7剂中药后，老姜头症状明显缓解，坚持门诊调治1个月，半年后随访未复发。

　　老年人骨关节病多见，严重影响着日常生活。中医认为机体亏虚是其发病基础，而各种外邪侵袭则是其发病的诱因。肝肾精亏，气血不能充养四肢，加之各种外邪侵袭人体经络，阻滞关节、肌肉、筋骨，邪气留滞经络，气血经络闭阻，故见疼痛。我治疗时，在祛除表邪、通络止痛的基础上，尤其重视补益肝肾，治好了老姜头多年的老毛病。

德叔对证食疗方

	风寒湿痹	风湿热痹	肝肾不足
关节痛症状	关节疼痛，遇风寒或阴雨天气加重，关节僵硬、活动困难等	关节红、肿、热、痛，局部肤温高，拒按等	关节酸楚疼痛，肌肉软弱无力，屈伸不利等
身上的各种小信号	手脚凉，头身困重，胃口差，喜热饮等	胸闷，发热，口干，大便臭，小便短赤等	腰膝酸软，眼睛干涩，小便清长或遗尿等
舌质、舌苔	舌淡，苔白腻	舌红，苔黄厚	舌淡，苔薄白

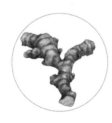

功效

温经通络，散寒祛湿。

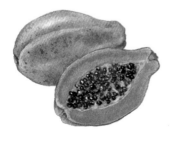

一　风寒湿痹

羊肉木瓜汤

材　料

羊肉400克，木瓜（鲜品）80克，生姜3~5片，红枣（去核）2~3枚，精盐适量。

烹制方法

❀ 将各物洗净，羊肉切块，放入沸水中焯水，木瓜削皮后去瓤，切块备用。

❀ 上述食材一起放入锅中，加清水1 750毫升（约7碗水量）。武火煮沸后改文火煲1.5小时，放入适量精盐调味即可。此为2~3人量。

牛膝五加皮酒

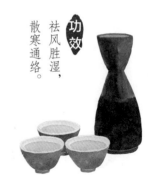

功效

祛风胜湿，散寒通络。

材　料

牛膝、川芎、千斤拔、五加皮各30克，白酒1 500毫升。

烹制方法

❀ 将各物洗净，沥干水隔水蒸约30分钟后凉干，加入白酒中浸泡密封。

❀ 放置阴凉处浸泡2～3个月，每次服用15～30毫升，每日1～2次。

（二）　风湿热痹

秦艽桑枝煲老鸭

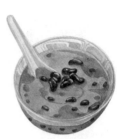

功效

祛风湿，清热通络。

材　料

老鸭半只（约650克），秦艽10克，桑枝10克，独活10克，精盐适量。

烹制方法

❀ 各物洗净，老鸭切块，放入沸水中焯水，药物装入纱袋中备用。

❀ 将上述食材放入锅内，加清水2 000毫升（约8碗水量），用武火煮沸后改文火煲至老鸭肉软，放入适量精盐调味即可。此为3～4人量。

赤豆木瓜饮

材　料

赤小豆50克，木瓜（鲜品）80克，牛奶300毫升，生姜2～3片，蜂蜜适量。

烹制方法

❀ 将各物洗净，赤小豆稍浸泡，木瓜削皮去瓤切块备用。

❀ 赤小豆放入锅中，加适量清水，煮至豆烂。

功效

清热祛湿，通络止痛。

❀ 再加入木瓜、牛奶、姜片煮10～15分钟，待温时放入适量蜂蜜即可。此为1～2人量。

（三）肝肾不足

当归熟地煲牛尾骨

材　　料

牛尾骨450克，当归10克，熟地黄10克，生姜3~4片，精盐适量。

烹制方法

❀ 将各物洗净，牛尾骨切段，放入沸水中焯水。

❀ 上述食材一起放入锅中，加清水2 000毫升（约8碗水量），武火煮沸后改文火煮1.5小时，放入适量精盐调味即可。此为2~3人量。

功效
补益肝肾，通络除湿。

功效
补肝肾，利关节。

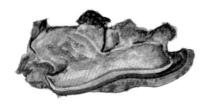

狗脊茶

材　　料

沙苑子10克，狗脊20克，枸杞子15克。

烹制方法

❀ 各物洗净，稍浸泡。

❀ 将上述药材放入锅中加清水750毫升（约3碗水量）煲30分钟，代茶饮。此为1人量。

中医故事

战国时，秦国农夫狗子，戍边归来，见众乡邻面带菜色，食不果腹，唯独家中妻儿老小面色红润，详问之，原来此为食用枸杞子之功劳。

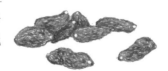

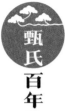

甄氏百年防病妙招

【一】 中药熏洗

材　料　海风藤30克，威灵仙30克。

功　效　祛风通络止痛。

操作方法

❀ 将各物放入锅中，加适量清水煎煮40分钟，取汁备用。

❀ 趁热熏洗患处，每次15～20分钟，每日1次。

【二】 灸阿是穴

选　穴　阿是穴（局部疼痛部位）。

功　效　散寒通络止痛。

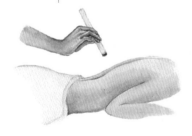

操作方法

❀ 寻找阿是穴：在疼痛区域轻柔按压，逐步找出压痛最明显的区域。

❀ 将点燃的艾条置于离皮肤2～3厘米处，围绕压痛区域进行熏灸。

❀ 每个部位10～15分钟，每周2～3次。（操作时及时弹灰，以免局部皮肤烫伤。）

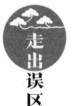

走出误区

关节痛就要活血化瘀 ✗

很多人认为关节痛就是气血不通导致的，所以要吃活血化瘀的药物，贴活血化瘀的药膏。其实中医认为关节痛的原因很多，不是所有关节痛都要活血化瘀，要看问题出在哪里。像老姜头这种关节痛日久，反复发作的患者，不适合单纯活血化瘀，根据情况养足正气才是关键。

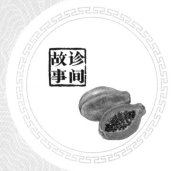

　　小黎是个老广州人，2年前生了小孩儿后开始出现关节痛，左脚痛到无法落地，左踝关节红肿，左手拇指及示指关节肿胀麻木，医院确诊为类风湿性关节炎，平时服用来氟米特、强的松等免疫抑制剂及激素治疗。每次吃药后都会有头晕、恶心、腹泻等不适，慢慢脸也肿胀起来，但仍然很容易复发。生活质量急剧下降让年纪轻轻的小黎苦不堪言。小黎的邻居告诉她，自己母亲的关节痛是广东省中医院的甄梦初老先生看好的。小黎听到这消息就四处找寻，才发现老先生早已去世。后来打听到我是甄氏流派第四代传人，于是找我看病。门诊治疗1个月后小黎的关节痛明显缓解，激素开始减量，3个月后全部停用。

　　小黎的痛中医认为是痹证，主要是因产后体虚，风寒湿邪留滞于肌肤、筋肉及骨关节，使气血运行不畅，痹阻不通，不通则痛。岭南是水湿偏重之地，人在岭南更加容易感受湿气，湿气可以从肌肤入侵，也可以从脾虚而生。湿气是最难缠的怨妇，附着在经络便赖着不走了。一般痹证病情反复，与气候变化、劳累、饮食不节等有密不可分的关系，一不小心吹了风、着了凉，就又要经历那番苦痛了。如果湿邪在经络待久了，还会像"酿酒"一样，蕴出热来。我在治疗小黎关节痛时，以温经除湿、散寒通络为主。

扫码看视频
德叔详讲解

德叔支招

中医认为产后女性的身体状态为"血不足，气亦虚"，这时候很容易受到风寒湿等外邪的侵袭，需要一段时间的调补，即我们常讲的坐月子，但并非要做到大补、大温，根据个人差异进行调补为关键。

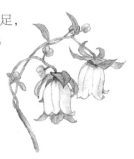

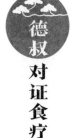

德叔对证食疗方

五加红枣糯米酒

材　料

糯米200克，五加皮30克，红枣（去核）2～3枚，龙眼（干品）30克，酒曲适量。

烹制方法

❀ 将各物洗净稍浸泡备用。

❀ 上述药材一起放入锅中，加清水2 000毫升（约8碗水量），武火煮沸后改文火煮1个小时备用。

❀ 将煎液与糯米煮饭，待冷却后加入适量酒曲发酵即可。每日饮用10～30毫升。

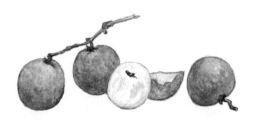

功效 散寒祛湿通络。

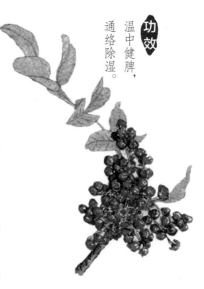

功效

温中健脾，通络除湿。

鲫鱼土茯苓汤

材　料

鲫鱼1条（约350克），土茯苓30克，花椒3克，生姜3~4片，食用油、精盐适量。

烹制方法

❀ 各物洗净，鲫鱼宰杀后，去肠杂洗净备用。

❀ 锅中加适量油，等烧热后放入鲫鱼，煎至两面微黄。

❀ 上述食材一起放入锅中，加清水1 750毫升（约7碗水量），武火煮沸后改文火煲1.5小时。放入适量精盐调味即可。此为2~3人量。

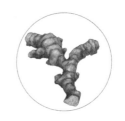

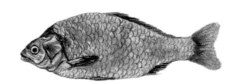

Tips

　　清末《成都通览》中就有椒麻鸡片的菜名和做法。花椒虽然很小，但效用很大，有提味、去膻之功效；能促进唾液分泌，起到增加食欲的作用。传说，当年乾隆皇帝在出巡时食欲不振，同行中喜食花椒的人胃口却不错，便给他推荐了椒麻鸡片这道菜，吃完他胃口大开。

甄氏百年防病妙招

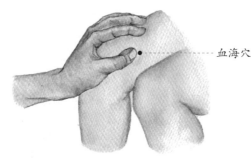

血海穴

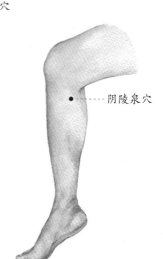

阴陵泉穴

【一】 揉灸疗法

选　　穴　血海穴、阴陵泉穴。

功　　效　祛湿通络止痛。

操作方法

❀ 用拇指或示指指腹，置于穴位处按揉，力度要适中，每个穴位
按揉150～200次。

❀ 将点燃的艾条置于离皮肤2～3厘米处，依次对穴位进行熏灸。
每个穴位灸10～15分钟，至皮肤发热潮红。穴位按揉每日1～2
次，艾灸每周2～3次。

Tips

操作时及时弹灰，以免局部皮肤烫伤。

血海穴　位于大腿内侧，坐姿，绷直双腿，膝盖内侧偏上会出现
一个凹陷，凹陷位置上方隆起的肌肉处。

阴陵泉穴　位于小腿上方内侧，可触及的凸起骨头下凹陷处。

（二）中药贴敷

材　　料　肉桂粉15克，生姜20克，黄酒适量。

功　　效　疏风散寒，温经通阳。

操作方法

❀ 生姜捣烂后取汁备用。

❀ 将肉桂粉放入碗中，倒入生姜汁、黄酒搅拌成肉桂膏备用。

❀ 纱布放于患处，将适量肉桂膏放于纱布上湿敷10~15分钟，1周2~3次。

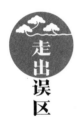

走出误区

外国人生完孩子都不坐月子了，中国人也不需要坐月子 ✘

　　现在很多年轻人受到西方国家的影响，认为没必要坐月子，不懂得坐月子的重要性。我认为中国人体质截然不同于外国人的体质，所以不能随波逐流，不坐月子。产后的调护是非常重要的，若恢复得不好，有些难缠顽疾会赖着不走。我经常嘱咐那些产后的妈妈，应从头到脚要做好防风防寒，避免各种邪气乘虚而入。穿对衣服，穿好衣服是关键，既不能捂得过厚，也不能过于单薄。饮食既不能过于温燥，也不能过于寒凉。

第三节

肾虚腰痛难消停，阳虚阴虚当分清

王叔年轻当兵的时候腰受过伤，当时年轻力壮没觉得有什么后遗症，后来退役工作的时候也没有不舒服，反倒是退了休，便开始出现浑身不舒服，时常疲倦乏力、走路没力气、怕冷、夜尿多，还有腰部隐隐约约痛，偶尔有些针扎的感觉，可以忍受，但是一到冬天，腰痛就加重，这让王叔很是苦恼，多处求医，针灸、按摩、推拿、火罐等都试过，但仅能暂时缓解。为了这腰痛，王叔这几年还换了不少床垫，可腰痛还是逐渐加重，王叔无意中听老战友聊起我治好了他的腰痛，找到了我。经过2个多月的治疗，王叔的腰痛基本好了，跟着朋友们一起去爬山都没问题了。

一般腰痛分两种，一种是实证，如寒湿腰痛、湿热腰痛等，另一种是虚证，以肾虚腰痛多见，其中又包括了肾阳虚和肾阴虚，若是腰痛日久或是有外伤史的，多兼夹有瘀血。王叔的腰痛是年轻时候受伤引起腰部气血不通，治疗、调护不得当，使瘀血久留腰部，加之年老肾阳亏损，腰府失养所致。治疗上，我并没有使用大量祛风通络的药物，主要以温补肾阳为主，加上少量活血止痛的药物，收效显著。

扫码看视频
德叔详讲解

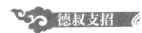

德叔支招

　　与睡硬床垫（2、3，从硬到软以10计）的人相比，睡中等硬度床垫（5、6）的更少出现背痛和无力。不过，根据睡眠习惯的差异及背痛病因的不同，不同的人可能需要不同的床垫。人体腰椎存在生理弧度，绝对的硬板床不符合腰椎的正常曲度，反而可能加重腰腿痛。合理的做法是在木板上铺一两床被褥或棕榈垫。

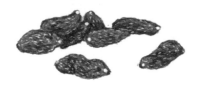

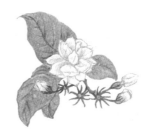

德叔对证食疗方

	肾阳虚	肾阴虚
腰膝症状	腰膝冷痛	腰膝酸软
身上的各种小信号	腹背部及四肢凉，怕冷，打不起精神，头晕耳鸣，易脱发，夜尿多等	时有潮热感，手脚心热，口干咽干，夜间出汗多等
舌质、舌苔	舌淡，苔薄白或白厚	舌红，苔少或薄黄

澳起

功效

滋補肝腎，溫腎助陽。

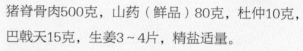

【一】肾阳虚

杜仲巴戟煲猪脊骨肉

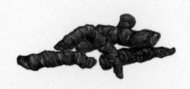

材　料

猪脊骨肉500克，山药（鲜品）80克，杜仲10克，巴戟天15克，生姜3～4片，精盐适量。

烹制方法

❀ 各物洗净，猪脊骨肉切块，山药削皮切块。

❀ 上述食材一起放入锅中，加清水2 000毫升（约8碗水量），武火煮沸后改文火煲1.5小时，放入适量精盐调味即可。此为3～4人量。

栗子海马煲牛尾骨

材　料

牛尾骨500克，海马1对，板栗100克，生姜3～4片，精盐适量。

烹制方法

❀ 各物洗净，牛尾骨斩好，放入沸水中焯水。

❀ 板栗放入锅中，加适量清水煮熟，待凉后剥壳备用。

❀ 各物一同放入锅中，加清水2 000毫升（约8碗水量），武火煮沸后改文火煲1.5小时，放入适量精盐调味即可。此为3～4人量。

功效

补肾强筋，健脾养胃。

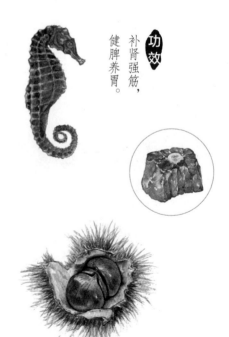

（二）肾阴虚

生地龟板煲鸭

材 料

老鸭半只（约650克），生地黄10克，龟板20克，生姜3～4片，精盐适量。

烹制方法

❀ 各物洗净，老鸭斩块，放入沸水中焯水。

❀ 生地黄、龟板稍浸泡。

❀ 上述食材一起放入锅中，加清水2000毫升（约8碗水量），武火煮沸后改文火煲1.5小时，放入适量精盐调味即可。此为2～3人量。

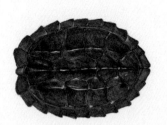

功效

滋补肾阴，濡养筋脉。

桑椹独活糯米粥

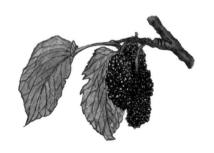

材 料

糯米200克，桑椹（鲜品）30克，独活10克，精盐适量。

烹制方法

❀ 将各物洗净。独活稍浸泡后与桑椹一起放入锅中，煎煮30分钟，取汁备用。

❀ 上述食材与煎汁一起放入锅中，加适量清水，武火煮沸后改文火煮至成粥。此为1～2人量。

功效

补肝肾，通经络。

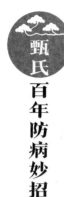

甄氏百年防病妙招

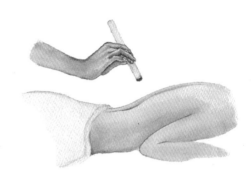

一 艾灸疗法

选　穴　肾俞穴、命门穴、中脘穴。

功　效　温经通络，散寒止痛。

操作方法

🌼 将点燃的艾条置于离皮肤2～3厘米处，进行熏灸。

🌼 每个穴位灸10～15分钟，1周灸2～3次。

Tips

操作时及时弹灰，以免局部皮肤烫伤。

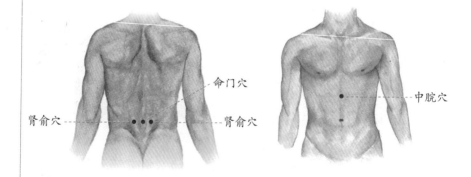

命门穴　肾俞穴　肾俞穴　中脘穴

Tips

肾俞穴　位于腰部，肚脐对应的是第2腰椎，旁开1.5寸（2横指），左右各一。

命门穴　位于腰部，脊柱上，正好对应前面的肚脐。

中脘穴　位于上腹部，胸骨下端和肚脐连线的中点。

（二）　中药沐足

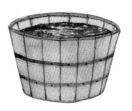

材　　料　骨碎补、千斤拔、海桐皮各30克。

功　　效　温经通络，散寒止痛。

操作方法

❀ 将上述药材放入锅中，加入适量清水煎煮30～40分钟。

❀ 取药汁倒入泡脚盆中，待温时（水温45℃左右为宜）开始泡脚，每天10～15分钟，1周4～5次。

（三）　中药贴敷

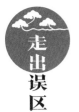

材　　料　熟附子10克、高良姜30克，黄酒适量。

功　　效　温经通络，散寒止痛。

操作方法

❀ 将上述药材打粉，放入适量黄酒，调成糊状。

❀ 取少量药糊加热后放在纱布上，敷于疼痛部位，待冷却后更换，每次敷10～15分钟。

❀ 再用神灯（红外线治疗仪）照射15分钟，若无神灯，可以使用吹风筒，热风吹10分钟。1周2～3次。

走出误区

腰痛=肾虚，肾虚就要补肾 ✗

现在很多人，一提到腰痛，就把它跟肾虚联系在一起，但不是所有腰痛都是肾虚导致的。像王叔这类腰痛久治不愈的人，虽有肾虚之像，但以肾阳虚为主，不能盲目补肾，治疗时应以温补肾阳为主；如果是肾阴虚引起的腰痛，则应该以滋补肾阴为主；若是虚实夹杂，要分清虚占多少，实占多少，对应治之。

第六章

月经不调又痛经，调理气血是关键

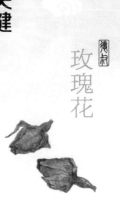

玫瑰花

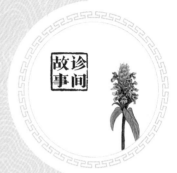
小陈今年25岁，乖巧懂事，孝顺父母，成绩优异，初中一毕业就一直在澳洲留学。去澳洲不到2年，小陈就开始出现痛经，有时候稍微受点凉，痛经就更加严重，经期一般也会往后延迟，有时候2～3个月才来1次。在当地中医馆调理一段时间，起初貌似有效，但一停药，老毛病又来了。近1年来还会觉得腰酸、腰痛，肚子总觉得胀胀的，脸色偏黄，睡觉也不好。前阵子小陈回国探亲，小陈妈妈便带她来找我看，当时吃了中药5天后，小陈的月经便来了，痛经较前明显改善。经过3个周期的中医辨证论治及药膳调理，至今小陈的痛经再也没有发作过，腰酸腰痛、腹胀、睡眠差等症状也都没有了。

关于"痛"，中医认为"不通则痛""不荣则痛"。若长期饮食不节，食入寒凉之品很容易导致胞宫虚寒；若衣着单薄致脏腑受寒，寒凝则血行不畅；若忧思恼怒等不良情绪，致气机郁结；若气不足，推动不了血液，日久血行亦会不畅，此情况为"不通则痛"。若是气血不足，胞宫得不到濡养，就是"不荣则痛"。我认为小陈的痛经是两种病因同时存在。小陈因为常年待在国外，自己又不懂得合理搭配饮食，脾肾和胞宫里面的阳气不断被消耗，却又得不到补充，寒气从内而生。脾胃虚寒了，没办法生成足够的气血，胞宫虚寒了，气血凝滞不通。治疗时，在温补脾肾和胞宫阳气的同时，佐以益气养血之品，使气血运行通畅，痛经自然不会再犯。

扫码看视频
德叔详讲解

我经常跟患者说要注意保暖，一说到保暖患者就说，自己已经穿得很多了，其实穿多了不等于保暖防寒。不同时节，从头到脚如何穿都是关键。其实很多时候寒气要不就是从头颈部进来的，要不就是从脚底开始生起的。温差比较大的时候，不要穿露肩、露背、大领口、V字领衣服；炎热的夏季，由于空调、风扇等人工风寒盛，这时候不一定在衣服的厚度上下功夫，而应注意防风，可以选择空调衫或轻薄透气性较好的衣物。平时下雨天或者天气转凉之际不宜穿短裤、短裙，爱美女性最好选择穿长裙，穿上薄丝袜。此外，平时在家不要赤脚踩地板。

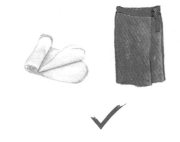
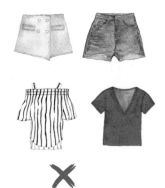

德叔 对证食疗方

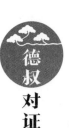

	实　证		虚　证
	寒凝血瘀	气滞血瘀	气血虚弱，胞宫失养
疼痛特点	经期或经前小腹冷痛，热敷后缓解	经前或经期下腹胀痛或刺痛，时有胁肋部胀痛	行经末或经后小腹绵绵作痛
月经量、色、质	经色淡暗而质稀，或夹有血块等	经色黯滞，排出不畅，或淋漓不尽，血块多等	经色淡红，量多或延期不止等
身上的各种小信号	面色偏白，平时怕冷，手脚冰凉，腹胀等	爱叹气，烦躁易怒，时有胸闷或伴有乳房胀痛等	面色㿠白或偏黄气短乏力，大便烂等
舌质、舌苔	舌淡暗，苔白	舌暗红或有瘀点，苔薄白	舌淡胖或淡暗，苔薄白

【一】 寒凝血瘀

奇生羊肉煲

功效　温养胞宫，养血活血止痛。

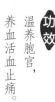

材　料

羊肉400克，桑寄生15克，鸡血藤10克，
生姜3～4片，精盐适量。

烹制方法

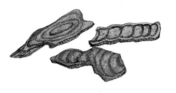

❀ 将各物洗净，桑寄生、鸡血藤装入纱
袋。

❀ 羊肉切块，放入沸水中焯水。

❀ 上述食材放入锅中，加清水1 750毫升（约7碗水量），武火煮沸后
改文火煲1.5小时，放入适量精盐调味即可。此为2～3人量。

Tips

如何去除羊肉膻味？

·选用草果、丁香、砂仁、白豆蔻、紫苏叶各5克，碾碎，用纱布包好。放
入清水中煮10～15分钟，放入羊肉，继续煮5～10分钟即可去除膻味。

【二】 气滞血瘀

佛手山楂玫瑰饮

功效　疏肝健脾，活血通络。

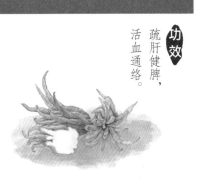

材　料

佛手（干品）10克，炒山楂（干品）
10克，玫瑰花10克，红糖适量。

烹制方法

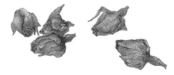

❀ 将各物洗净，放入锅中，加清水
750毫升（约3碗水量）。

❀ 煎煮约40分钟后，放入适量红糖即
可，代茶饮。此为1～2人量。

田七香附煲猪排骨

材料

猪排骨500克，田七10克，香附10克，生姜3~4片，精盐适量。

烹制方法

❀ 将各物洗净，猪排骨切块，放入沸水中焯水备用。

❀ 上述食材一起放入锅中，加清水2 000毫升（约8碗水量），武火煮沸后改文火煲1.5小时，放入适量精盐调味即可。此为3~4人量。

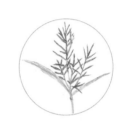

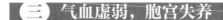

（三）气血虚弱，胞宫失养

党参牛肉煲

材料

牛肉（黄牛肉）450克，党参15克，红枣（去核）2~3枚，精盐适量。

烹制方法

❀ 将各物洗净，牛肉切块，放入沸水中焯水。

❀ 上述食材一起放入锅中，加清水1 750毫升（约7碗水量），武火煮沸后改文火煲1.5小时，放入适量精盐调味即可。此为2~3人量。

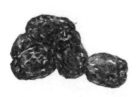

当归萝卜羊肉煲

材　料

羊肉500克，白萝卜80克，胡萝卜50克，枸杞子10克，当归15克，黄芪15克，生姜2～3片，精盐适量。

烹制方法

❀ 将各物洗净，白萝卜、胡萝卜削皮切小块备用。

❀ 羊肉切成小块，放入沸水中焯水。

❀ 上述食材一起放入锅中，加清水2 000毫升（约8碗水量），武火煮沸后改文火煲1.5小时，放入适量精盐调味即可。此为2～3人量。

功效

温肾阳，益气养血。

甄氏百年防病妙招

【一】 中药沐足

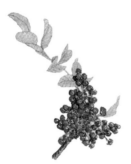

材　料　艾叶30克，桂枝20克，花椒20克。

功　效　温经散寒，通络止痛。

操作方法

❀ 将上述药材放入锅中，加入适量清水煎煮30～40分钟。

❀ 取药汁倒入泡脚盆中，待温时（水温45℃左右为宜）开始泡脚，每日10～15分钟，1周4～5次。

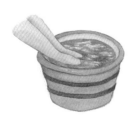

【二】艾灸疗法

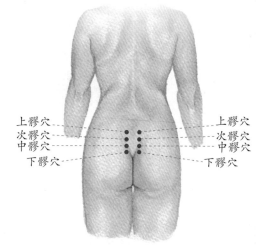

选　　穴　关元穴、气海穴、神阙穴、八髎穴。

功　　效　温中散寒、温肾阳。

具体操作

❀ 将点燃的艾条置于离皮肤2～3厘米处，进行熏灸。

❀ 每个穴位灸10～15分钟，1周灸2～3次。

Tips

操作时及时弹灰，以免局部皮肤烫伤。

关元穴　位于下腹部，肚脐下3寸（4横指）处。

气海穴　位于下腹部，肚脐下1.5寸（2横指）处。

神阙穴　即肚脐。

八髎穴　又称上髎穴、次髎穴、中髎穴和下髎穴，左右各四。位于腰骶部，分别在第1～4骶后孔中（肚脐对应的是第2腰椎，往下数4个关节即第1骶椎）。

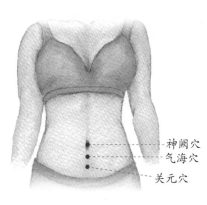

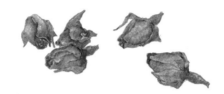

（三）　中药香囊

材　　料　郁金花、百合花、合欢花、玫瑰花干品各10克。

功　　效　疏肝解郁，调理气机。

制作方法

❀ 将上述药物放入防潮袋中，再装入香囊，置于床头。

❀ 每个月更换内置中药，也可以制作迷你香囊，随身携带。

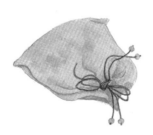
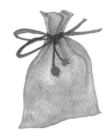

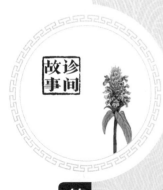

第二节 头痛伴着大姨妈，气血不足肝阳旺

小冯今年20岁，是一名乌克兰的留学生。5年前开始经常出现头痛，每个月头痛都跟月经一起准时报到，在国内的时候时不时吃点中药，症状稍微改善些。但如今小冯身在异国他乡，就只能靠吃止痛药来解决问题了。自从去到乌克兰，繁忙的学业让小冯经常至深夜方能入睡，她的经期头痛也愈发严重了。近1年来，头痛常伴有呕吐，还爱发脾气，胃口也不好，总是没精神，有时候还会痛经，因此请了不少病假。上一次经期小冯发现洗完头头痛加重，关于经期要不要洗头，如何洗头等问题，查了不少资料，与家人意见又不和，为了这件事情还跟妈妈闹别扭了。小冯妈妈看着女儿受此折磨十分心痛，尝遍了各种大小偏方，但始终未见缓解。我第一次见到小冯是在前年南国书香节《难缠小病防与治》的新书发布会上，当时的她舌淡白、边有齿印，且偏胖大。于是先开了5剂中药，小冯的头痛缓解了大半，开心得不得了，随后假期前后调治了3次，小冯的经期头痛及痛经至今未复发。

经期头痛非常常见，一般是由于经期气血下注，头部气血不足，肝阳上亢扰于头，或感受风寒湿或风湿热邪气引起的。中医认为头是"清阳之府"，气血不虚不亢，正常流通，头脑才会清清爽爽。我认为小冯的头痛是因为长期熬夜损伤阴血，肝阳则相对偏旺；加之经期耗掉了大量气血，头部气血更虚，风寒湿之邪乘虚而入。我在治疗上，除了平上扰之肝阳，祛除内侵之风寒湿，补耗损之气血，固虚弱之脾胃，还建议她应纠正不良睡眠习惯，才能达到治疗的根本。

扫码看视频
德叔详讲解

德叔支招

经期头痛的患者，经期洗头是很讲究的，尤其是阳气虚者，应尽量避免经期前2天洗头，最好避开晨起或晚上洗头，且洗完头应立即用吹风筒吹干头发。若是晚上洗头，切忌在头发未干的情况下入睡，这样很容易受风受寒。

德叔对证食疗方

头痛	风寒湿在头	风湿热在头	肝阳上扰头
头痛	头痛，痛连项背	头胀痛或困重	头痛而胀，甚至头痛如裂
身上的各种小信号	颈肩部僵硬或酸痛，怕风怕冷，遇风寒加重等	口干口渴，大便不畅，小便黄等	心烦易怒，或兼胁痛，面红口苦，夜眠不宁等
舌质、舌苔	舌淡红，苔薄白或白厚	舌红，苔黄或黄厚	舌淡红或红，苔薄白或薄黄

一 风寒湿在头

川芎煲鱼头

材料

鳙鱼头1个（约500克），川芎10克，生姜3~4片，胡椒粉、食用油、精盐适量。

烹制方法

⊛ 各物洗净，鳙鱼头去鳃，对半切开备用。

⊛ 锅中倒入适量食用油，待油炒热后，鱼头放入锅中煎至两面微黄。

⊛ 上述食材一起放入锅中，加清水1 750毫升（约7碗水量），武火煮沸后改文火煲1.5小时，放入适量胡椒粉、精盐调味即可。此为2~3人量。

祛风散寒，活血止痛。功效

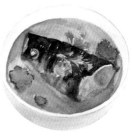

鲈鱼全身都是宝

· 鲈鱼，其味甘、性温，一般人都宜食用，体质虚弱、脾胃虚寒、营养不良者食用更佳。

· 《中华本草》中记载鲈鱼头："补虚；散寒。主头晕；风寒头痛。"

（二）风湿热在头

桑薄羌活饮

材　　料

桑叶10克，薄荷10克，羌活10克，冰糖适量。

烹制方法

❀ 将各物洗净，放入锅中，加清水750毫升（约3碗水量），武火煮沸后改文火煮30分钟。

❀ 放入适量冰糖，煎煮5分钟即可。此为1～2人量。

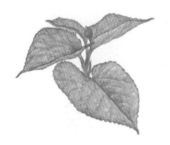

功效 疏风清热，祛湿止痛。

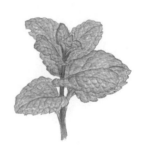

中医故事

　　古书《文系》中记载：唐代刘师贞的哥哥得了风湿病，梦有一神告之，用胡王使者浸酒服，能治愈。师贞到处打听询问，无人知胡王使者。后又梦亡母说胡王使者就是羌活，于是用之，果然病愈。

（三）肝阳上扰头

天麻乳鸽炖瘦肉

功效
养血柔肝平肝。

材料

乳鸽1只（约400克），猪瘦肉150克，天麻10克，女贞子10克，生姜2～3片，蜜枣2～3枚，精盐适量。

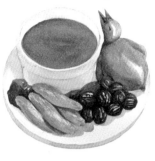

烹制方法

❀ 各物洗净，猪瘦肉切块，天麻、女贞子，装入纱袋中。

❀ 乳鸽宰杀后去内脏，洗净切块，放入沸水中焯水。

❀ 上述食材放入锅中，加清水1 500毫升（约6碗水量），放入炖盅，隔水炖2小时，放入适量精盐调味即可。此为2～3人量。

甄氏百年防病妙招

（一）香薰疗法

材　料　川芎、蚕沙各30克。

功　效　疏风散寒，祛湿止痛。

操作方法

❀ 将上述药材放入锅中，加适量清水煎煮30～40分钟，取汁备用。

❀ 药汁倒入杯中，趁热将鼻腔对着杯口吸入蒸汽3～5分钟。每周2～3次。

Tips

注意熏洗时的距离，温度过高时，可适当抬高头面，防止蒸汽烫伤头面。

【二】 拍打疗法

部　　位　整个头皮（以疼痛部位为主）。

适 应 症　各种头痛。

功　　效　通络止痛。

操作方法

❀ 将手腕充分放松，用五指指腹拍打局部
　头皮，每次拍打5～10分钟，每日拍打
　1～2次。

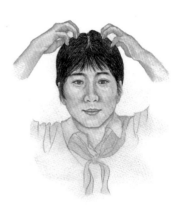

【三】 穴位按揉

穴　　位　太冲穴、太溪穴、百会穴、风
　　　　　　池穴。

适 应 症　肝阳上亢之人，受风受寒而出
　　　　　　现的头痛。

功　　效　平肝潜阳，散寒止痛。

操作方法

❀ 用拇指或示指指腹，置于穴位处按揉，
　力度要适中。

❀ 每个穴位按揉150～200次，每日1次。

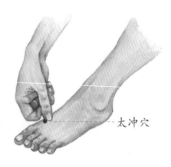

太冲穴

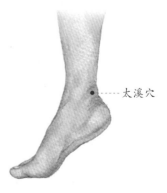

太溪穴

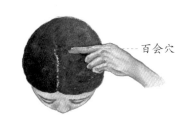

百会穴

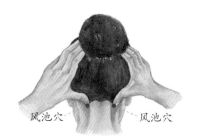

风池穴　　　风池穴

Tips

太冲穴　位于足背，足大趾与第2趾趾缝上一凹陷处。

太溪穴　位于足内侧，内踝后方与跟腱之间的凹陷处。

百会穴　位于头部，两耳尖直上与头正中线交叉点处。

风池穴　位于颈部，与耳后高骨下缘相平，颈部肌肉外侧凹陷处。

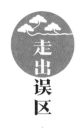

走出误区

头痛就要吃止痛药 ✗

头痛了就吃止痛药，这应该是很多人的真实写照，但是需要知道止痛药解决的只是"疼痛"这个症状，现在吃了止痛药头痛好了，但只是治标不治本。此外，止痛药不能盲目服用，有些人服用止痛药后会出现恶心、呕吐等胃肠道反应。要想根治头痛，尤其是经期头痛，就需要找到病根，解决实质问题，头痛才不会复发。例如情绪紧张引起的，可以通过听音乐、逛街、养花养鱼等，劳逸结合来舒缓情绪；感受外邪引起的，可以通过药膳、适当运动、晒太阳等扶助正气。

第七章

产后体虚身体弱，护卫阳气温经络

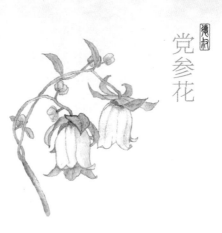

党参花

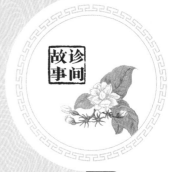

第一节 生完宝宝汗难止，调养不当耗阳气

　　小周今年29岁，原来的她是家里女强人，在很多事情上都可以独当一面，但自从生完孩子之后，她就觉得身体大不如前，动不动就会出很多汗，一天要换几件衣服，还经常关节酸软疼痛，四肢冰凉、怕冷，一年四季离不开小棉袄，口淡淡的，一到晚上夜尿多，在月经前后脾气特别大，睡觉也不踏实。小周四处求医2年余，中药、西药吃了不少，病症时好时坏，最近感觉膝盖以下都像是被浸泡在冰水中。小周的家人无意中在广东省中医院公众平台上看到"德叔医古"的微信专栏，于是找我看病。记得那是一个炎热的夏天，小周居然穿着棉袄和秋裤。经过近3个多月的治疗，小周的汗出明显减少，关节痛消失，也没那么怕冷了。

　　产后气血多虚，常容易出现自汗和盗汗。自汗是因肺脾肾阳气不足引起的。肺主皮毛，肺气虚了，关不了体表的毛孔，汗液就容易外漏；脾肾阳气虚了，收敛不了汗液，也会汗多。盗汗是因阴血不足，虚火逼迫汗液外出所致。我认为，小周的汗属于自汗，主要原因在于产后调养不当，已耗损的阳气没能及时补充所致。病久不愈，逐渐耗损肾中阳气，肾阳不足，这些脏腑、关节得不到温煦，就会出现关节痛、怕冷、汗出多、夜尿多等不适；假火又燃烧起来，就会出现脾气大、睡眠差等不适。治疗时，我以收敛固涩、温通经脉为主，兼降虚火，取得了不错的疗效。

扫码看视频
德叔详讲解

德叔 **对证食疗方**

	肺气不足，卫表不固	脾肾两虚	阴血亏虚
汗出特点	汗出恶风，动则加重	汗出多	睡中出汗，醒来自止
身上的各种小信号	怕风怕冷，鼻塞，打喷嚏等	面色㿠白，四肢凉，心慌，疲倦乏力等	面色潮红，头晕耳鸣，口干，手脚心热等
舌苔	舌淡红，苔薄白	舌淡，苔薄白或厚	舌红，少苔

一 肺气不足，卫表不固

固表止汗饮

材 料

黄芪15克，浮小麦30克，黑豆70克，桂圆肉20克，冰糖适量。

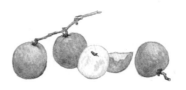

烹制方法

❀ 各物洗净，黑豆浸泡2~3小时。浮小麦、黄芪用干净纱袋包好。

❀ 上述食材一起放入锅中，加清水750毫升（约3碗水量），武火煮沸后转文火熬至豆烂，再放入适量冰糖调味即可，代茶饮。此为1~2人量。

功效 益气固表，养血敛汗。

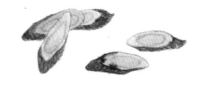

党参黄芪煲乳鸽

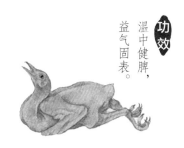

功效
温中健脾，益气固表。

材　料

乳鸽1只（约400克），党参15克，黄芪15克，精盐适量。

烹制方法

❀ 将各物洗净，乳鸽去内脏，洗净，切块，放入沸水中焯水。

❀ 上述食材一同放入锅中，加清水2 000毫升（约8碗水量），武火煮沸后改文火煲2小时，放入适量精盐调味即可。此为2～3人量。

（二）脾肾两虚

巴戟天煲羊排

功效
健脾温肾助阳。

材　料

羊排骨500克，巴戟天10克，党参15克，玉竹15克，生姜3～4片，精盐适量。

烹制方法

❀ 各物洗净，羊排骨切块，放入沸水中焯水。

❀ 上述食材一同放入锅中，加清水2 000毫升（约8碗水量），武火煮沸后改文火煲1.5小时，放入适量精盐调味即可。此为3～4人量。

Tips

羊肉为冬季进补佳品，性温、味甘，肉质鲜美。中医认为它能助元阳，补精血，疗肺虚，益劳损。但要是出现以下情况就不适合食用。

· 若出现外感发热，热病初愈，皮肤疮疡、疖肿等热证时，就不应吃羊肉。

· 如果平素体壮，口渴喜饮，大便秘结的人群，也应少食羊肉，以免助热伤津。

《本草新编》中记载："巴戟天，味甘、温，无毒。入心、肾二经。补虚损劳伤，壮阳道，止小腹牵痛，健骨强筋，定心气，益精增智，能止梦遗。此臣药，男妇俱有益，不止利男人也。"

韭黄炒鸡蛋

功效

补肾壮阳，温中行气。

材　料

韭黄、韭菜各100克，鸡蛋5个，食用油、精盐适量。

烹制方法

❀ 把鸡蛋打入碗中，放入适量精盐，搅拌均匀。

❀ 韭黄、韭菜洗净、切好，放入蛋液中搅拌均匀。

❀ 锅内加入适量食用油，待油热后把蛋液倒入锅中，快速翻炒至鸡蛋熟。此为3～4人量。

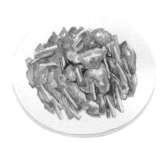

（三）　阴血亏虚

归芍乌鸡汤

功效

健脾补气养血。

材　料

乌鸡半只（约450克），姬松茸（干品）3～5朵，当归10克，白芍10克，太子参15克，精盐适量。

烹制方法

❀ 各物洗净，姬松茸稍浸泡，鸡肉切块，放入沸水中焯水。

❀ 上述食材一同放入锅中，加适量清水，武火煮沸后改文火煲2小时，放入适量精盐调味即可。此为2～3人量。

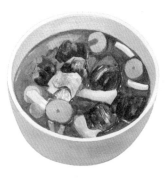

甄氏百年防病妙招

【一】 搓热腰背

部　位　腰背部。

功　效　温补肾阳。

操作方法

❀ 取俯卧位，搓热双手，用小鱼际从腰部缓慢用力向下搓到尾骨部，然后再从尾骨部搓到腰底部，此为1次。

❀ 每天临睡前可以搓100～200次，每日1次。

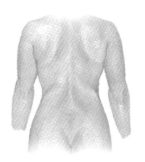

【二】 耳穴压豆

选　穴　肺、肾、内分泌、交感、肾上腺。

功　效　补气固表止汗。

操作方法

❀ 取王不留行耳穴贴。

❀ 左手手指托持耳郭，右手将备好的王不留行耳穴贴对准穴位紧贴其上，每穴轻轻按揉1～2分钟，每日3～5次，隔3日更换1次，双耳交替。

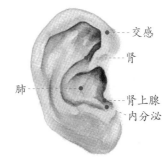

走出误区

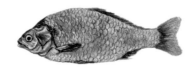

（一）产后要大补大温 ✘

现在生活条件好了，很多产妇经常问我，身体这么虚，吃什么好？要怎么补？产妇气血耗损太多，以虚为主，但是盲目补，就会走到另一个极端，能不能补，还是要看脾，脾很薄弱的人要是一天到晚补，例如吃大量阿胶、鹿茸等滋补之品，不仅补不进去，还很容易滞在胃肠，出现胃胀、嗳气、咽痛等不适。因此，进补前务必要先了解清楚自己的体质，先以平补为主，如南瓜、香菇、泥鳅、鲫鱼、山药、老母鸡等，待脾胃功能调整好后，再逐渐加大温补力度。

（二）产后汗多很正常，不需要治疗 ✘

不少产妇认为产后汗多可自愈，并不把这当回事儿。其实这种观念是不对的。产后气血较虚，腠理不密，进食或睡眠时汗出较多，常在分娩1~2周后自然减少或停止。产后汗多还是要尽早就医，中医认为，气随津泄，长时间大量出很多汗，会损耗人体的阳气，阳气一旦被消耗掉，很多疾病就会找上门来。

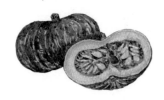

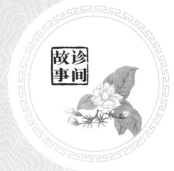

　　小梁今年32岁，1年半前生完宝宝后便开始出现手指肿胀感，晨起或手下垂的时候明显，午后便会缓解。她有时候感觉手指麻麻的，怕冷，后背、小腿、脚凉飕飕的，添加衣服也不见好转，还三天两头的感冒；眼前觉得像是蒙了一层纱，看东西不清晰，眼角时常会有一些分泌物，还出现脱发，大便烂，夜尿增多；睡眠也不好，宝宝稍微有点动静，就会容易醒，还会心慌慌……去中医馆治疗过，但时好时坏，这一身的毛病让她手足无措了，无意中通过我学生来找我看病。经过3周的治疗，小梁手指关节肿胀等不适明显缓解了。

　　唐代《经效产宝》记载："产伤动血气，风邪乘之。"我认为引起小梁产后种种不适的原因是产后气血亏虚，调养不当。女子以肝为先天，长时间睡眠不好，养不了肝血，肾中精气也不足，遇到风、寒、湿等外邪留滞于肌肤、筋脉、骨节等便会产生疼痛、拘挛、麻木等各种不适。我分几步来治疗小梁产后的种种不适，温脾肾之阳贯穿在始终，用补气养血佐祛风通络之品，只要气血充足了，风、寒、湿之邪便易于驱赶。

扫码看视频
德叔详讲解

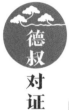

德叔对证食疗方

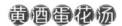	气血不足，风、寒、湿邪侵袭	肝肾亏虚
关节疼痛特点	关节疼痛难忍，局部皮肤肿胀，活动受限	关节疼痛日久，痛势较轻，但缠绵不断
身上的各种小信号	怕风怕冷，打不起精神，心慌	腰酸，耳鸣，夜尿多，眼睛干涩或视物不清
舌质、舌苔	舌淡红，苔薄白	舌淡红或舌红，苔薄白或薄黄

一 气血不足，风、寒、湿邪侵袭

补气活血，祛寒通络。

黄酒蛋花汤

材料

鹌鹑蛋10个，肉桂粉3克，红枣（去核）2～3枚，生姜3～4片，黄酒10～15毫升，红糖适量。

烹制方法

❀ 将各物洗净，鹌鹑蛋打入碗中，搅拌备用。

❀ 将红枣、生姜放入锅中，加适量清水，煮30分钟。

❀ 再倒入鹌鹑蛋，边倒边搅拌，煮沸后即关火。

❀ 将肉桂粉、黄酒放入煮好的蛋花汤中，加盖焖10分钟即可。此为1～2人量。

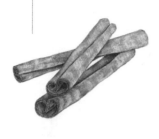
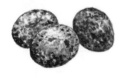

Tips

· 黄酒源于中国，且唯中国有之。

· 黄酒是中药膏、丹、丸、散的重要辅助原料，在多种中药处方中都可以见到黄酒的身影，比如黄酒浸泡、烧煮、蒸炙中草药或调制药丸及各种药酒。

· 黄酒，味苦、甘、辛，具有活血祛寒、通经活络、抵御寒邪作用。

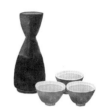

白芷煲鱼头

功效

祛风除湿，补虚损。

材　料

鱼头1个（约350克），山药（鲜品）80克，白芷10克，生姜3~4片，食用油、精盐适量。

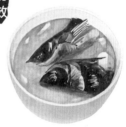

烹制方法

❀ 各物洗净，山药削皮切块备用，鱼头洗净，切开备用。

❀ 在锅内倒入适量的食用油，把姜片下锅煎出香味后放入鱼头，煎至两面微黄。

❀ 上述食材一起放入锅中，加清水1 750毫升（约7碗水量），武火煮沸后改文火煲1.5小时，放入适量精盐调味即可。此为2~3人量。

（二）肝肾亏虚

牛大力煲牛尾骨

功效

补益肝肾，强壮筋骨。

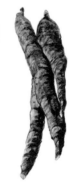

材　料

牛尾骨500克，牛大力20克，生姜3~4片，精盐适量。

烹制方法

❀ 各物洗净，牛大力装入纱布袋中。

❀ 牛尾骨斩块，放入沸水中焯水。

❀ 上述食材一起放入锅中，加清水2 000毫升（约8碗水量），武火煮沸后改文火煲1.5小时，放入适量精盐调味即可。此为3~4人量。

巴戟杜仲煲鸡

功效

补肝肾，强筋骨。

材　料

老母鸡半只（约650克），杜仲10克，巴戟天10克，蜜枣1～2枚，生姜3～4片，精盐适量。

烹制方法

❀ 各物洗净，鸡肉切块，放入沸水中焯水。

❀ 将上述食材放入锅中，加清水2 000毫升（约8碗量），武火煮沸改文火煲1.5小时即可。此为3～4人量。

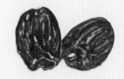

Tips

　　巴戟天为广东道地药材，具有补肾阳、强筋骨、祛风湿的作用。英国皇室派使者到中国来探寻乾隆皇帝长寿的秘密，那时乾隆已经83岁了，可是看上去只有60岁的样子，还十分健康，在精神和体力上都不错。当英国使者问到乾隆皇帝长寿的秘诀时，御医们就告诉他："皇上日常所进补之补品中，有一种叫巴戟天的中药。"

甄氏百年防病妙招

	行痹	着痹	痛痹
疼痛部位	疼痛部位游走	疼痛部位固定	疼痛部位固定
疼痛性质	阵发性痛，遇风加重	持续性酸痛，阴雨天气加重	剧痛，遇寒加重，得温痛减
邪气性质	风邪偏胜	湿邪偏胜	寒邪偏胜
身上的各种小信号	皮肤瘙痒，可有头痛、恶风，或有皮疹等	头身困重，精神疲倦，纳差，大便烂，腹胀等	皮肤、关节僵硬，喜热恶寒，小便清长等

【一】艾灸疗法

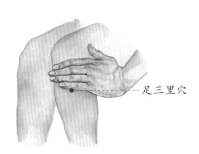

足三里穴

行痹

选　　穴　膈俞穴、血海穴。

功　　效　养血祛风，通络止痛。

着痹

选　　穴　阴陵泉穴、足三里穴。

功　　效　健脾祛湿，通络止痛。

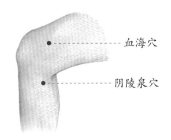

血海穴

阴陵泉穴

痛痹

选　　穴　肾俞穴、关元穴。

功　　效　温补阳气、散寒通络。

操作方法

❀ 将点燃的艾条置于离皮肤2～3厘米处，进行熏灸。

❀ 每个穴位灸10～15分钟，1周灸2～3次。

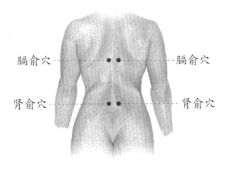

膈俞穴 　　　　　膈俞穴

肾俞穴 　　　　　肾俞穴

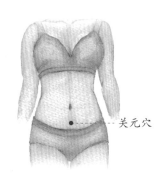

关元穴

Tips

膈 俞 穴　位于后背，低头在后颈部可触及凸起的骨头（大椎），往下数7个关节，左右两侧1.5寸（2横指）处。

血 海 穴　位于大腿内侧，坐姿，绷直双腿，膝盖内侧偏上会出现一个凹陷，凹陷位置上方隆起的肌肉处。

阴陵泉穴　位于小腿上方内侧，可触及的凸起骨头下凹陷处。

足三里穴　位于小腿前外侧，膝盖骨下方内外侧均有一凹陷，在外侧凹陷向下3寸（4横指），距离胫骨（小腿骨）往外1横指（中指）处。

肾 俞 穴　位于腰部，肚脐对应的是第2腰椎，旁开1.5寸（2横指），左右各一。

关 元 穴　位于下腹部，肚脐下3寸（4横指）处。

（二）中药贴敷

材　　料　桂枝10～15克，细辛3～5克，黄酒适量。

功　　效　祛风散寒，温经通络。

操作方法

❀ 将上述药材打粉，放入适量黄酒，调成糊状。

❀ 取少量药糊加热后放在纱布上，敷于疼痛部位，待冷却后更换，每次敷10～15分钟，1周2～3次。

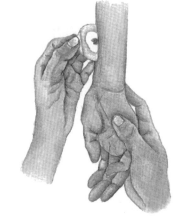

Tips

　　细辛有小毒，哺乳期产妇不适合使用此方，非哺乳期产妇1周使用2～3次，不宜长期使用！

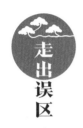

（一）产后不能运动

现在不少产妇生完小孩子特别担心身体的恢复，部分产妇认为产后不适合运动，其实我觉得产后完全躺在床上不动是不对的，产后适当运动可以有利于产妇恶露排出。但是产后运动很讲究，坐月子期间不适合剧烈运动，可以做抬高腿、提肛等，当月子结束后逐渐加大运动量。

（二）坐月子不能洗头发、洗澡

民间一直传着"坐月子期间不洗头、不洗澡"，其实主要是怕洗头、洗澡的时候不慎受风受寒。炎热的夏天，尤其是在南方不洗头、不洗澡是不现实的。只要我们洗完头、洗完澡，多注意保暖，避免受风受寒就好了。洗完头发一定要用风筒吹干头发，洗完澡后要擦干身体，穿好浴袍，必要时可以用姜水洗发，艾叶水洗澡等，可以起到温经散寒之效。坐月子期间只要注意保暖，避免受风、受寒就好。

第八章

化疗完后不适多，精准辨证苦痛减

藿香

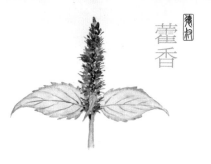

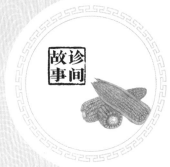

50岁的廖叔是广西人，经常会有各种应酬。3年前体检时发现血脂高、血糖高、尿酸高，他不顾医生的叮嘱依旧每天大鱼大肉地吃，昏天黑地地喝。半年前廖叔开始出现便血，胃口不好，体重也下降了，在医院确诊为直肠恶性肿瘤，并进行了化疗。经过几个疗程的化疗，廖叔开始经常恶心呕吐，还会疲倦乏力，打不起精神。廖叔第一次见我时说话都是有气无力的，中药治疗7日后，恶心呕吐、疲倦乏力等不适已经去除了大半，目前仍定期门诊复诊。

我认为廖叔的问题可以从两方面去解释，一是久居湿邪较盛的岭南地区，容易被外湿袭击，二是常年喜欢肥甘厚味、饮酒损伤脾胃，导致体内湿气重，内湿外湿逐渐聚积成痰，痰阻肠络导致气血运行不畅，日久酿瘀生毒，化生成肿瘤。肿瘤不断消耗廖叔的气血，加上经过化疗后，"杀敌一千，自损八百"，元气进一步亏虚，脾胃失和，胃气上逆，故常常出现恶心呕吐、疲倦乏力等不适。我决定用温阳益气，健脾化湿，和胃降逆的方法解决廖叔的问题，恢复他自身脾胃运转，让身体有本钱继续接受化疗，并反复叮嘱廖叔，一定要注意饮食，日常以熟普陈皮茶或红茶类温性饮品为主，同时要忌口，不吃煎炸油腻之品及过多的五谷杂粮。粗粮虽含有较丰富的营养价值，但像廖叔这类脾胃功能薄弱的人并不适合大量食入。

扫码看视频
德叔详讲解

德叔对证食疗方

姜苏萝卜炒瘦肉

材料

猪瘦肉400克，胡萝卜80克，紫苏叶（鲜品）20克，陈皮3克，生姜3~4片，食用油、精盐适量。

烹制方法

✿ 各物洗净，胡萝卜削皮切条，猪瘦肉切条。

✿ 锅中放入适量食用油，待炒热后，将上述食材同放入锅中，翻炒至熟，再放入适量精盐调味即可。此为2~3人量。

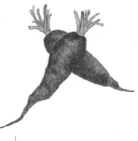

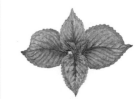

黄豆焖牛腩

材料

牛腩400克，黄豆50克，洋葱50克，八角5克，生姜2~3片，酱油、白砂糖、生粉、精盐适量。

烹制方法

✿ 各物洗净，将生姜、洋葱切丝。黄豆稍浸泡备用。

✿ 牛腩切块，放入沸水中焯水，捞起后将牛腩、生姜丝放入锅中，加适量酱油、生粉、精盐、白砂糖抓匀，腌制10~15分钟。

✿ 将腌制后的牛腩、八角、黄豆放入锅中，加250毫升（约1碗水量）待武火煮沸后改文火煮30分钟，加入洋葱，盖上锅盖焖煮至收干汤汁即可。此为2~3人量。

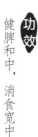

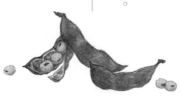

砂仁煲鲫鱼

材　料

鲫鱼2条（约750克），砂仁3～5克，生姜3～4片，精盐、食用油适量。

烹制方法

※ 将各物洗净，鲫鱼宰净，去肠杂，置油锅慢火煎至两面微黄，铲起；砂仁打碎备用。

※ 鲫鱼与生姜一起放进锅中，加清水2 000毫升（约8碗水量），武火煲沸改文火煲1.5小时，放入碎砂仁，煎煮15分钟，放入适量精盐调味即可。此为2～3人量。

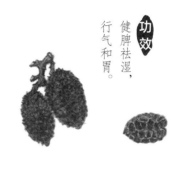

功效：健脾祛湿，行气和胃。

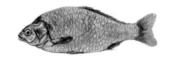

五指毛桃煲猪脊骨

材　料

猪脊骨500克，五指毛桃40克，陈皮5克，蜜枣1～2枚，生姜2～3片，枸杞子10克，精盐适量。

烹制方法

※ 将各物洗净，猪脊骨用刀背敲裂，放入沸水中焯水备用。

※ 上述食材一起放入锅中，加入清水2 000毫升（约8碗水量），武火煮沸后改文火煲1.5小时，放入适量精盐调味便可。此为3～4人量。

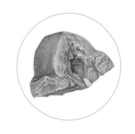

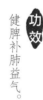

功效：健脾补肺益气。

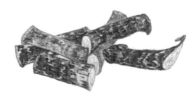

甄氏百年防病妙招

一 穴位按摩

选　穴　足三里穴、内关穴。

功　效　调达气机，降逆止呕。

操作方法

❀ 用拇指或示指指腹，置于穴位处按揉，力度要适中。

❀ 每个穴位按揉150～200次，每日1次。

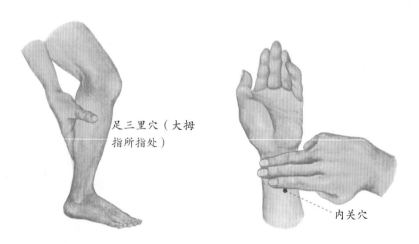

足三里穴（大拇指所指处）

内关穴

Tips

足三里穴　位于小腿前外侧，膝盖骨下方内外侧均有一凹陷，在外侧凹陷向下3寸（4横指），距离胫骨（小腿骨）往外1横指（中指）处。

内 关 穴　位于前臂，腕横纹上2寸（3横指）处。

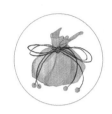

（二）中药香囊

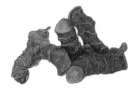

材　　料　高良姜10克，藿香15克，薄荷10克。

功　　效　温中止痛，降逆止呕。

操作方法

❀ 将上述药物放入防潮袋中，再装入香囊，置于床头。

❀ 每个月更换内置中药，也可以制作迷你香囊，随身携带。

Tips

广藿香气味芳香，令人神清气爽，沁人心脾，最初以香料之用广为流传。《南州异物志》记载得非常形象："藿香可以着衣服中，用充香草。"《交州记》曰："藿香似苏合。"《通典》亦云："顿逊国出藿香，插枝便生，叶如都梁，以裹衣。"均十分形象地展现了其气味芬芳的特点。这与现今广藿香被当作香料植物用于化妆品、定香剂的实际应用相符。

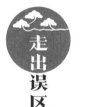

走出误区

化疗副作用太大，坚决不能做化疗 ✗

化疗是多种肿瘤的治疗方案之一，由于正常组织细胞会比肿瘤细胞更快更容易从化疗中恢复，所以可以达到治疗的效果。其实能不能做化疗，要不要做化疗，还是跟患者的病情和体质相关。每个人的体质不同，所出现副作用的类别和程度也有很大的差别。化疗药物在杀伤肿瘤细胞的同时也对正常细胞，尤其是胃肠道、毛囊、骨髓等细胞造成损伤，这也就是出现呕吐恶心、脱发、白细胞减少等副作用的原因。化疗后的一些副作用，我们可以通过中医整体辨治来减少。

林先生今年48岁，8年前确诊为肺癌，前前后后进行了数十次化疗，平时间断在我门诊中医辨证治疗，上一次化疗后开始出现全身散在皮疹，瘙痒难忍，图个方便自行买外用药膏涂抹，起初有所缓解，但停药后反而加重。就诊于当地某医院皮肤科治疗后未见缓解。近来皮疹越来越多，瘙痒难忍，还疲倦乏力，打不起精神，出汗很多，睡眠也很差，夜梦多，还经常口腔溃疡。于是过来找我救急，服用1周中药后，皮疹基本消失，整个人也精神了很多，口腔溃疡痊愈了，睡眠也好了，并顺利完成了整个疗程的化疗。

其实像林先生这样化疗后出现皮肤瘙痒的患者还是很多的。我认为引起林先生化疗后皮肤瘙痒的主要问题出在脾肺，我经常说："想让肺卫起兵抵抗外邪，需要保证它的粮草充足，脾胃就是它的粮草官。"脾为肺之母，肺为脾之子，肿瘤会耗伤气血，而化疗损伤身体正气，脾胃为气血化生之源，此时损伤的脾胃产生不了足够的气血使正气不足；此外，伤到的脾胃，失去正常运化，水谷精微不能输布，进一步导致肺的濡养不足，加上肺主皮毛，而出现皮肤瘙痒难忍。治疗上，我并没有把重点放在皮肤瘙痒的这个问题上，皮肤瘙痒只是表象，我觉得治疗应以健脾化湿，补气养阳，兼祛风止痒为主。

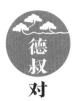

德叔对证食疗方

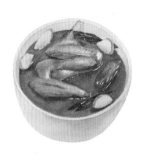

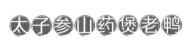 太子参山药煲老鸭

材料

老鸭半只（约650克），太子参15克，山药（干品）30克，生姜2~3片，精盐适量。

烹制方法

❀ 将各物洗净，老鸭洗净，切成小块，放入沸水中焯水备用。

❀ 上述食材放入锅中，加清水2 000毫升（约8碗水量），武火煮沸后改文火煲1.5小时，放入适量精盐调味即可。此为2~3人量。

功效　健脾祛湿，补气养血。

功效　补虚健脾益肺。 虫草花黄精煲乌鸡

材料

乌骨鸡1只（约750克），虫草花10~15克，黄精10克，红枣（去核）2~3枚，生姜3~4片，精盐适量。

烹制方法

❀ 各物洗净，乌鸡去内脏，切块，放入沸水中焯水。

❀ 上述食材放入锅中，加清水2 000毫升（约8碗水量），武火煮沸后改文火煲1.5小时，放入适量精盐调味即可。此为3~4人量。

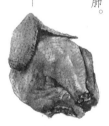
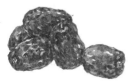

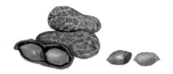

功效

健脾祛湿止痒。

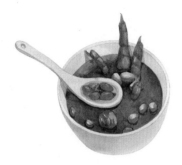

花生煲鸡脚

材　料

鸡脚200克，猪瘦肉200克，花生50克，薏苡仁20克，陈皮5克，生姜2～3片，精盐适量。

烹制方法

❀ 各物洗净，猪瘦肉切块，鸡脚放入沸水中焯水。

❀ 上述食材放入锅中，加清水1 750毫升（约7碗水量），武火煮沸后改文火煲至鸡脚熟软，放入适量精盐调味即可。此为2～3人量。

中医故事

　　广陈皮，为岭南道地药材，味辛、苦，性温，归脾、胃、肺经，具有燥湿化痰、理气健脾之效。说到广陈皮，我要给大家讲一个小故事。宋代的黄广汉担任过徐州知府和浙江都漕运使，夫人米氏曾被封赐为"一品夫人"。米氏之所以被封为一品夫人，是由于她曾用相公所创制的广陈皮为国母杨太后治好了病。黄广汉采用在新会特定环境培养的一种柑橘（即是如今的新会大红柑），用特殊的办法制成了一种药材——陈皮。米氏便用这个药为君药，治好了杨太后的乳疾。当杨太后问及这种药材时，米氏便将她相公姓名"广汉"中的"广"字来命名这种药材，称"广陈皮"，以区别于别的陈皮。

甄氏百年防病妙招

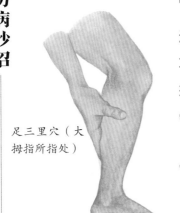

足三里穴（大拇指所指处）

一　穴位按摩

选　穴　足三里穴、太冲穴、曲池穴。

功　效　疏肝健脾，补肺化痰。

操作方法

❀ 用拇指或示指指腹，置于穴位处按揉，力度要适中。

❀ 每个穴位按揉150～200次，每日1次。

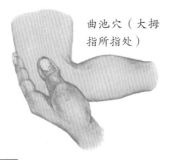

曲池穴（大拇指所指处）

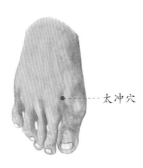

太冲穴

Tips

足三里穴　位于小腿前外侧，膝盖骨下方内外侧均有一凹陷，在外侧凹陷向下3寸（4横指），距离胫骨（小腿骨）往外1横指（中指）处。

太冲穴　位于足背，足大趾与第2趾趾缝上一凹陷处。

曲池穴　位于肘部，屈肘成直角，在肘横纹最外侧与肱骨外上髁连线中点处（即肘关节弯曲凹陷处）。

（二）中药沐足

组　　成　徐长卿20克，紫苏叶20克，白鲜皮20克。

功　　效　祛风除湿止痒。

操作方法

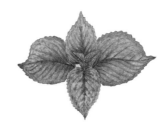

- 将徐长卿、紫苏叶、白鲜皮放入锅中，加入适量清水，煎煮30～40分钟。
- 取药汁倒入泡脚盆中，待温时（水温45℃左右为宜）开始泡脚，每天泡15分钟，1周泡脚4～5次。

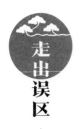

走出误区

化疗后的饮食要大补 ✖

化疗是场持久战，体力消耗巨大，没有足够的营养支持则无法保证下次疗程的顺利进行。化疗后食欲非常差的患者，更加需要注意饮食，不能盲目地大补。脾胃薄弱的时候，先要健好脾土，"土壤"好了，"植物"才能长得好，如果盲目地补，一般会出现两种结局，一种是饮食积滞引起腹胀、胃胀、胃口差等不适；另一种是饮食积滞化火，出现口臭、暴躁易怒、大便干结、睡眠差等不适。所以化疗后饮食应以清润为主，不能太温燥，也不宜太寒凉。

《德叔医古》图书的出版为广东省中医院岭南甄氏杂病流派工作室建设项目、广东省第三批名中医师承项目、广东省第二批中医临床优秀人才研修项目。

岭南甄氏杂病流派传承百年，至今已传至第五代。甄家人世世代代生长于岭南地区，对岭南独特的气候及水土文化、丰富的草药资源、人群的体质、常见的地域特色病种等有较深的认识，逐渐形成一个具有浓郁地域特色的"岭南医学"的分支。

李瑞琴（生卒不详）为甄梦初之母，祖传正骨手法，善手法整复，未开馆执业，仅用祖传医术帮助乡亲，不收取分文，惠及慕名而来的乡里宗亲。陈任枚（1870—1945）为甄梦初就读于广东中医药专门学校时的校长，温病学教员，广东省中医院首任院长。陈任枚主讲温病学，其所撰写的《温病学讲义》，被公认为20世纪二三十年代全国中医学校教材讲义编纂质量最佳者之一。李瑞琴、陈任枚为岭南甄氏杂病流派开山鼻祖。

名老中医甄梦初（1909—1990）是岭南甄氏杂病流派的代表人物，是中华人民共和国成立以来广东省授予的第一批名老中医之一。他传承家学，并师从岭南温病学大家陈任枚，在前人理论继承和发扬的基础上，不断进行完善和创新，形成了具有地域特色的岭南甄氏杂病理论和诊疗经验，创新性提出"祛邪泄实，攻补同方""疑难诸疾，首重肝脾""岭南诸疾，辨湿为要""诸痹痨症，必兼瘀证""诸病久疾，治必畅通筋络"等精辟见解，并创立了穿海汤、鱼白甘汤、玉泉饮等一系列方剂，为当时的"九大名医"之一，德馨粤南北，誉享省港澳。

甄驾夷（1934–2008）为甄梦初之长子，是岭南甄氏杂病流派第三代传承人。甄驾夷秉承家学，幼承祖训，好学不懈，遍读中医经典，少年时期随其父辗转各地，得其言传身教，于闲暇时分潜心钻研温病及岭南杂病，积累了丰富的理论和临床经验，由于医德

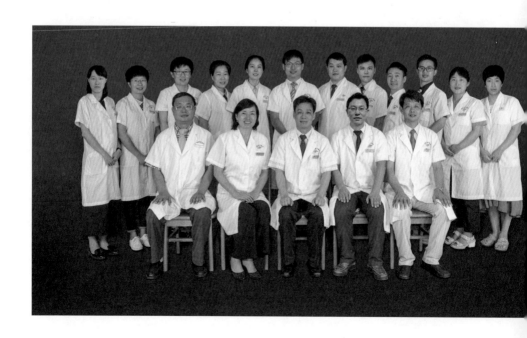

高尚、医术高超，受病家、民众欢迎甚多，颇有乃父之风。甄驾夷在外感高热、风湿痹病、瘿瘤等内科杂症，妊娠呕吐、产后虚弱及小儿疳积等方面均有较深的体会，尤其在治疗内科杂症上疗效显著，很好地延续和发展了甄梦初先生的医学理论和经验。

张忠德（1964–　）是岭南甄氏杂病流派第四代传承人，现任广东省中医院副院长，为广东省名中医、博士研究生导师、岭南甄氏杂病流派传承工作室负责人。他师从甄梦初、甄驾夷两位前辈，又得拜国医大师晁恩祥先生门下，将三者的医学理论和临床经验融会贯通，形成了自己的独特风格。他灵活运用岭南甄氏杂病流派核心学术思想，擅长治疗各种急慢性呼吸系统常见病及疑难病，如哮喘、过敏性鼻炎、慢性支气管炎、支气管扩张症、肺间质纤维化、肺气肿、肺结核等，尤其在久咳、顽咳、久喘的中医辨治方面有独特的见解，对痹病、痛证、更年期综合征、失眠、小儿疳积、小儿咳喘、外感高热、汗证等诸多内科疑难杂症的诊治具有较好的临床疗效。同时善用药膳，针对不同疾病、不同人群、不同体质，采用个体化药膳进行治疗、预防和康复。在难治性肺系病的诊治方面提出"重在培元固本、平调五脏"的精辟见解，灵活运用分期阶梯疗法，临证多采用"培土生金""调肝补脾""固肾健脾"等法，通过调整阴阳、平调五脏达到治病求本之目的。此外，针对疑难杂症的诊治，他强调病证索源，审证务求其本，治疗疑难杂症不能专于每一证候，而要通过中医四诊认识疾病之源，只有抓住特征性证候，把握病证源头，从而遣选高效方药，方能治愈。张忠德教授专于学、勤于医，中医理论造诣深厚，学术思想和技术经验独到，临床经验丰富，临床疗效显著，他用药不求名贵，常以寻常之药救治疑难沉疴，从而减轻患者负担，提高患者生存质量。他的年平均诊治患者数在广东省中医院中医内科名列前茅，深受患者信赖。

岭南甄氏杂病流派第五代传承人有杨荣源、金连顺、张暚、唐丽娟、王媛媛、李际强、宋苹、王大伟、李芳、黄宏强、蔡书宾、戴洁琛、张溪、张伟等，他们在临床中形成了完善的学术团队，为发展岭南甄氏杂病流派、造福广大患者不懈努力着。

近百年来，岭南甄氏杂病流派始终秉承行医就是行善的原则，以医道超群、医德高尚而为人所倾慕，以擅长治疗久咳、顽咳、哮喘、支气管扩张症、肺间质纤维化、慢性阻塞性肺病、肺结核等呼吸系统常见病、疑难病，以及痛风性关节炎、风湿性关节炎、类风湿性关节炎、腰痛等各种痹病、痛证，小儿咳喘、疳积、厌食症、小儿生长发育迟缓等儿科疾病，甲状腺结节、甲状腺肿大、淋巴结核等瘿瘤、瘰疬，月经不调、不孕症、更年期综合征等妇科疾病，胃脘痛、失眠、抑郁症、湿疹、唇炎、汗证等诸多疑难杂症而闻名于岭南地区。岭南地区中草药资源丰富，种类繁多，形成独特的"南药"系统，岭南甄氏杂病流派善

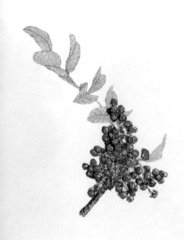

用岭南道地草药，遣方灵活，用药配伍严谨，非常注重药对的协同使用，处方药味少、剂量轻，主张用药简便廉验，以减轻患者负担。

岭南甄氏杂病流派非常重视整体恒动观，认为治疗疾病应全面考虑局部与整体，人体内环境与自然界、社会等外环境的关系，以全方位不断变化的观点去灵活辨证，并强调"天人合一"，认为要健康长寿就应"道法自然"，防病健身的关键就是顺应自然，人与天地合参，"以自然之道，养自然之身"。提倡药物扶正、起居调摄、运动养护、精神修养及饮食调养、因时因地制宜、谨避外邪等，从根本做起，内外兼修，从而达到修身养性、强壮体魄、防病治病、延年益寿之目的。

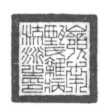

附录二·同身寸穴位定位法

同身寸穴位定位法：

1. 拇指同身寸：以自身的拇指指关节的宽度作为1寸。

2. 横指同身寸：示指与中指并拢的宽度为1.5寸；除拇指外，四指并拢的宽度为3寸（以中指中节横纹处为准）。

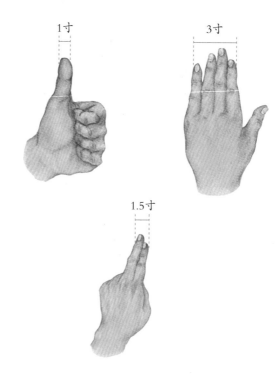

1寸　　3寸

1.5寸